AF566279

Harlich H. Stavemann & Yvonne Hülsner

Der Blick hinter das Symptom

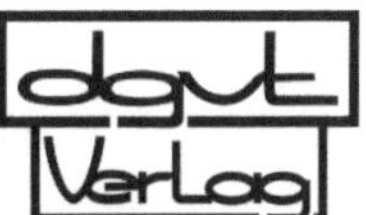

Harlich H. Stavemann & Yvonne Hülsner

Der Blick hinter das Symptom

Problemorientierte Kognitive Psychodiagnostik (PKP) und abgeleitete Behandlungspläne

2., vollständig überarbeitete Auflage

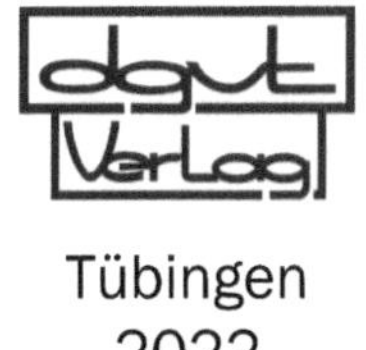

Tübingen
2022

Kontaktadressen
Dipl.-Psych. Dr. Harlich H. Stavemann
Institut für Integrative Verhaltenstherapie
Osterkamp 58
22043 Hamburg

E-Mail: stavemann@i-v-t.de

Dipl.-Psych. Yvonne Hülsner
Feilenstraße 1
33602 Bielefeld

Bibliografische Information der Deutschen Nationalbibliothek
Die Deutsche Nationalbibliothek verzeichnet diese Publikation in der Deutschen Nationalbibliografie; detaillierte bibliografische Daten sind im Internet über http://dnb.d-nb.de abrufbar.

2., vollständig überarbeitete Auflage 2022

Im Sudhaus
Hechinger Straße 203
72072 Tübingen
E-Mail: dgvt-Verlag@dgvt.de
Internet: www.dgvt-Verlag.de

Umschlaggestaltung: Vogelsang Design, Jens Vogelsang, Aachen
Umschlagfoto: iStockphoto, © sorbetto
Layout: VMR, Monika Rohde, Leipzig
Druck und Bindung: CPI buch bücher GmbH, Birkach

Auch als E-Book erhältlich: ISBN 978-3-87159-473-1

ISBN 978-3-87159-173-0

Inhalt

Vorwort

Wozu brauchen wir eine problemorientierte Diagnostik?

Nun, das Hauptargument ist wohl, dass es nur dann gelingt, psychische Beschwerden dauerhaft erfolgreich zu behandeln, wenn man deren Ursachen verstanden und adäquat therapiert hat.

Leider ist diese „Ursachendiagnose" nicht Bestandteil der herkömmlichen psychodiagnostischen Verfahren wie ICD-10-GM (DIMDI, 2004) oder DSM-5 (APA, 2018). Sie sind symptomorientiert deskriptiv und bieten kein Erklärungsmodell für die Problemgenese und -persistenz.

Sowohl durch unsere eigene, u. a. über vierzigjährige psychotherapeutische Tätigkeit als auch durch unsere langjährige Arbeit als Supervisor*in haben wir immer wieder aufs Neue erfahren, wie häufig Therapeut*innen beeindruckt und oft auch verwirrt sind, wenn ihre Klient*innen eine Vielzahl von schillernden Symptomen ihrer Probleme vortragen.

Zwar sind z. B. Kognitive Verhaltenstherapeut*innen besonders darauf trainiert, bereits im Erstgespräch darauf zu achten, ihren Fokus auf das emotionale Leid ihrer Klient*innen zu richten und sich nicht durch Verhaltensauffälligkeiten oder andere Konsequenzen des Problems im sozialen, beruflichen oder privaten Umfeld ablenken zu lassen, aber auch sie geraten beim Problemverständnis immer dann in Schwierigkeiten, wenn sie die emotionalen Reaktionen ihrer Klient*innen nicht auf deren Ursache zurückführen, sondern sich endlos mit deren kognitiven Symptomen beschäftigen. Doch wenn man nicht Gefahr laufen will, statt einer andauernden Problemlösung lediglich Symptomverschiebungen zu erreichen, ist das erfolgreiche Bearbeiten der Problemursachen unerlässlich.

Das in diesem Buch beschriebene Konzept einer *Problemorientierten Kognitiven Psychodiagnostik* (PKP) soll dabei helfen, dass Psychotherapeut*innen ihre Klient*innen in ihrer Problematik erkennen und begreifen und dass sie – aus diesem Verständnis abgeleitet – sinnvolle, am Problem orientierte Behandlungspläne aufstellen.

Zielgruppe dieses Buchs

Dieses Fachbuch richtet sich in erster Linie an psychologische und ärztliche Psychotherapeut*innen und an Personen, die sich in der Approbationsausbildung hierzu befinden. Aber z. B. auch Sozialarbeiter*innen, Sozialpädagog*innen, Berater*innen, Heilpraktiker*innen, Seelsorger*innen und Coaches können davon profitieren, wenn es darum geht, die psychischen Probleme und Eigenheiten ihrer Klientel besser zu verstehen und einzuordnen (Stavemann & Stavemann, 2013) – auch wenn sie noch keine pathologische Ausprägung erreicht haben.

Obwohl wir selbst mit der Integrativen KVT arbeiten, ist das hier vorgestellte Konzept nicht notwendig an eine bestimmte Therapierichtung gebunden. Auch Vertreter*innen anderer psychotherapeutischer Schulen können von der in diesem Buch vorgestellten Methode innerhalb ihrer eigenen Diagnoseprozesse profitieren.

Inhalt dieses Buchs

In Teil I wird das Konzept der Problemorientierten Kognitiven Psychodiagnostik (PKP) in seinen unterschiedlichen Einsatzbereichen und -möglichkeiten vorgestellt: Im Erstgespräch, in der Anamnese- und Explorationsphase, in der Verhaltens- und Problemanalyse sowie beim Erarbeiten der daraus stringent abgeleiteten Behandlungspläne.

In Teil II beschäftigen wir uns mit der Kasuistik: Wir betrachten an kommentierten Fallstudien, wie die PKP durchgeführt wird und welche Behandlungskonzepte daraus für die einzelnen Fallbeispiele konkret abgeleitet werden. Dabei differenzieren und begründen wir die unterschiedlichen Behandlungsstrategien. Um einen möglichst großen praktischen Nutzen für die Leser*innen zu erwirken, orientieren wir uns bei den Fallstudien am inhaltlichen Ablauf, der im „Bericht an den Gutachter“ (Vordruck der Kassenärztlichen Bundesvereinigung) verwendet wird. Die entwickelten Behandlungspläne für die einzelnen Problembereiche werden Sie leicht auf Ihre eigenen Klient*innen übertragen können.

Harlich H. Stavemann & Yvonne Hülsner
Vaisala (Savaii) und Bielefeld im Januar 2022

Teil I

Das Konzept der Problemorientierten Kognitiven Psychodiagnostik (PKP)

Harlich H. Stavemann

1 Einführung

Bevor wir im Folgenden das Konzept einer Problemorientierten Kognitiven Psychodiagnostik (PKP) entwickeln, werfen wir zunächst einen Blick auf einige dabei verwendete Begriffe, um unnötige Missverständnisse zu vermeiden.

Definition

Psychodiagnostik. Unter Psychodiagnostik soll das systematische Erheben und Aufbereiten von Informationen über eine Person verstanden werden, das mit dem Ziel erfolgt, deren psychische Probleme und daraus folgende Reaktionen zu verstehen.
Kognitive Psychodiagnostik. Kognitive Psychodiagnostik (kurz: Kognitive Diagnostik) erfasst kognitive Strukturen und Prozesse sowie das kognitive Verarbeiten innerer und äußerer Reize. Sie stellt einen Ursache-Wirkungs-Zusammenhang zwischen der Art des kognitiven Verarbeitens und den darauf folgenden emotionalen Reaktionen und Verhaltensweisen her. Das bedeutet, dass zum Erklären Letzterer erlernte kognitive Konzepte und Schemata dienen.

Erste Modelle einer Kognitiven Diagnostik

Kognitive Diagnostik ist nicht neu. So wie es nunmehr seit über 60 Jahren kognitive Therapieverfahren gibt, kennen wir auch Kognitive Diagnostik bereits seit den 1960er Jahren, als Ellis (1962, 1977) und Beck (1976) psychische Erkrankungen durch dafür typische irrationale Ideen oder Denkstile erklärten.

Ellis. In seinem ersten Erklärungsmodell zählt Ellis (1977) elf verschiedene „irrationale Ideen“ auf, die psychische Störungen verursachen und aufrechterhalten (ebd., Kap. III). Später (Ellis, 1994) reduziert er diese dann auf lediglich drei „irrationale Grundannahmen“ oder Forderungen, die „shoulds“, die „oughts“ und die „musts“.

Schließlich fasst er diese drei in die beiden Kategorien „ego anxiety" und „discomfort anxiety" zusammen (Ellis & Hoellen, 1997; Ellis, 2003).

Beck. Beck dagegen legt in seinem Erklärungsmodell den Fokus auf die kognitiven Inhalte neurotischer Störungen (Beck, 1976, S. 73). Dabei stellt er einen Zusammenhang her zwischen bestimmten kognitiven Symptomen (wie z. B. Aufmerksamkeitsbindung, Bewusstseinseinengung, selektive Abstraktion, Realitätsverzerrung) und daraus erwachsenen psychischen Erkrankungen (ebd., S. 71ff.). In seinem ersten Ansatz geschieht dies zunächst für depressive Erkrankungen. Hier schildert er die verursachende „kognitive Trias" sowie „depressogene Grundannahmen" (ebd., S. 74ff.). Später erweitert er das Modell auch für Angsterkrankungen (Beck & Emery, 1981; Beck, Rush, Shaw & Emery, 2017).

Die kognitiven Symptome depressiver Erkrankungen beschreibt – in Anlehnung an Beck – auch Hautzinger (2013, S. 114ff.).

Die ersten kognitiven Diagnosemodelle haben sich bisher nicht gegen die symptomorientierten Verfahren durchsetzen können. In der psychotherapeutischen Praxis bestimmt weiterhin die ICD-10-GM (DIMDI, 2004) das Vorgehen, zumal es als verbindliches Klassifikationssystem für die Diagnostik im Antrag auf Kostenübernahme für psychotherapeutische Behandlungen durch die Krankenkassen vorgeschrieben ist (KBV, 2008).

Kritikpunkte

Nachteile der symptomorientierten Modelle. Das in genuin medizinischer Tradition strikt symptomorientierte Vorgehen der ICD-10 beschreibt das Erscheinungsbild einer Erkrankung, ohne etwas über deren Ursache auszusagen und zu einem Erklärungsmodell oder gar Behandlungskonzept beizutragen.

Beispielsweise besagt die Diagnosekategorie „F33.1G" der ICD-10 lediglich, welche Symptome zu beobachten sein müssen, um „gesichert" eine „rezidivierende depressive Störung, gegenwärtig mittelgradige Episode" zu diagnostizieren. Diese Diagnose erklärt jedoch nicht, *weshalb* die betreffende Person depressiv reagiert. Wie wir später noch sehen werden, kann es dafür völlig unterschiedliche Ursachen geben, die entsprechend unterschiedlich zu behandeln sind. Wenn sich Therapeut*innen lediglich darum bemühen, die von Klient*innen beklagten Symptome zu lindern, werden sie an den dafür verantwortlichen Ursachen nichts ändern und sie werden – eher früher als später – mit der gleichen oder einer anderen Symptomatik erneut ausbrechen.

Nachteile der ersten kognitiven Diagnosemodelle. Diese Nachteile der symptomorientierten Diagnoseverfahren besitzen allerdings auch die ersten kognitiven Diagnostikmodelle, denn die dort aufgeführten „problematischen Denkweisen“ (Ellis) und „kognitiven Verzerrungen“ (Beck) beschreiben lediglich kognitive Symptome: Sie führen an, welche kognitiven Eigenheiten bei bestimmten psychischen Erkrankungen zu beobachten sind, ohne auf deren Ursachen einzugehen. Was ist der Grund dafür, dass jemand „absolute Forderungen“ aufstellt und damit „Musturbation“ betreibt oder „Generalisierungen“ verwendet? Die unterschiedlichen kognitiven Stile und Denkweisen führen nicht nur zu unterschiedlichen Symptomgewinnen (s. hierzu: Stavemann, 2023, Phase 2, Abschnitt 1), sie lassen sich auch auf unterschiedliche Ursachen zurückführen.

Wie wir in Abschnitt 1.1 sehen werden, sind die in diesen Modellen beschriebenen kognitiven Symptome meist nicht trennscharf, d. h. sie können bei unterschiedlichen psychischen Problemen vorkommen.

Symptomverschiebungen. Wer die Ursache eines unerwünschten Ergebnisses nicht kennt, agiert mit seinen Veränderungsversuchen ziemlich hilflos ins Blaue hinein. Wer versucht, einem psychischen Problem beizukommen, indem er dessen Symptome in den Griff bekommen und möglichst abbauen will, muss sich nicht wundern, wenn das verursachende Problem davon unbeeindruckt bestehen bleibt. Falls es nicht in kürzester Zeit zu einem neuen Ausbruch der alten Symptomatik kommt, zeigt es sich häufig in einer neuen. Dann spricht man von einer Symptomverschiebung.

Fallbeispiel: Symptomverschiebung nach symptomorientiertem Therapieren

Eine Klientin kommt in die Therapie, weil der behandelnde Hausarzt sie aufgrund ihres Gewichtsverlusts (BMI = 17,4) in eine psychosomatische Klinik einweisen wolle. Dies möchte sie unbedingt vermeiden und entscheidet sich deswegen zu der vom Arzt vorgeschlagenen Alternative, einer ambulanten Verhaltenstherapie.
ICD-10-Diagnose: Anorexia nervosa (F50.0).
Der verhaltenstherapeutisch orientierte Behandlungsplan sieht psychoedukative Maßnahmen, ein Ess- und Genusstraining sowie ein Begrenzen der bisher exzessiven sportlichen Aktivitäten vor. Zudem wird ein Ernährungsplan erstellt und das Gewicht wird regelmäßig kontrolliert. Nach 30 Therapiestunden, sieben Monate später hat die Klientin einen BMI von 19. Die Therapie wird auf ihren Wunsch „erfolgreich“ beendet.
Der Klientin gelingt es weiterhin, dieses Gewicht zu halten.

Ein Jahr später erscheint sie erneut zur Psychotherapie – dieses Mal bei einer anderen Therapeutin. Sie klagt nun über agoraphobische Ängste (F40.0 ICD-10). Sie traue sich kaum noch, das Haus zu verlassen, könne nicht mehr zum Einkaufen gehen und sei inzwischen sozial völlig isoliert.
Die Therapeutin diagnostiziert ein ursächliches Selbstwertproblem und erstellt dazu einen Behandlungsplan.
PKP-Diagnose: Selbstwertproblem mit Agoraphobie (F40.0 ICD-10).
In der Exploration erhebt sie das problemtypische Selbstwertkonzept der Klientin, das hauptsächlich durch Angst vor Ablehnung und Kritik geprägt ist und bereits vor der Pubertät aufgebaut wurde. Die weitere Exploration ergibt, dass dieses Konzept auch die anorektische Phase der Klientin bestimmt hatte und ihr dazu diente, einerseits die vermeintliche selbstwertgefährdende Konkurrenz mit anderen Frauen auf dem Beziehungssektor zu vermeiden und andererseits für ihr „Schlanksein" anerkannt zu werden.
Symptomverschiebung. In der ersten Psychotherapie wurde der Fokus auf das Symptom, die Verhaltensauffälligkeit beim Gewicht und Essverhalten gelegt. Das Symptom wurde zwar erfolgreich abgeschwächt, die verursachende Problematik blieb jedoch unerkannt und damit auch unbehandelt. In solchen Fällen bricht entweder das alte Symptom wieder durch oder das alte Problem zeigt sich, wie in diesem Beispiel, anschließend in einer anderen Symptomatik.

Derartige Symptomverschiebungen werden nicht nur in der klassischen Verhaltenstherapie á la Skinner beschrieben, die sich um eine reine Symptombehandlung bemüht, sondern leider auch bei etlichen Kognitiven Verhaltenstherapien, wenn dabei nicht die Ursachen für die vorliegenden kognitiven Verzerrungen therapiert wurden. Nur allzu häufig erschöpfte sich das therapeutische Agieren in endlosen Disputen von SKR-Modellen und im Verändern von Denkmustern, ohne deren Ursachen zu beleuchten und zu verändern. Ein Umstrukturieren kognitiver Symptome reicht allerdings nicht aus, um das Problem dauerhaft zu lösen. Hierbei kommt es dann meist zu kognitiven Symptomverschiebungen. Um so etwas zu verhindern, gilt es, die früh erworbenen, meist durch bewusstes oder unbewusstes Modelllernen übernommenen und inzwischen verdeckt ablaufenden, unbewussten Konzepte zu achten (auch „Schemata" [z. B. Young, 2012; Jacob & Arntz, 2015] oder „Metakognitionen" [z. B. Wells, 2011]), um nicht das zugrundeliegende Problem zu übersehen und nur kognitive Symptome zu behandeln.

Der Ausweg: Ursachen betrachten und verändern

Der Ausweg aus den beschriebenen Nachteilen von symptomorientierten Diagnose- und Therapieverfahren ist schnell beschrieben: Es geht darum, künftig auf die Ursachen psychischer Beschwerden zu fokussieren, um diesen dann mit Hilfe eines adäquaten Behandlungsplans dauerhaft beizukommen.

Der nachfolgend beschriebene Ansatz einer Problemorientierten Kognitiven Psychodiagnostik (PKP) versucht, dieses Ziel zu erreichen, indem die Ursachen für vorhandene Symptome herausgearbeitet und für deren Verändern konkrete Behandlungspläne aufgestellt werden.

2 Das Konzept der Problemorientierten Kognitiven Psychodiagnostik (PKP)

Anwendungsbereich der Problemorientierten Kognitiven Psychodiagnostik (PKP). Das nachstehend dargelegte Konzept der PKP bezieht sich auf den Bereich der „neurotischen" Krankheitsbilder, d. h. auf psychische Störungen, die durch lerngeschichtlich erworbene Muster und Konzepte entstehen oder verstärkt werden.

Inwieweit sich die PKP auch bei darüber hinausgehenden Erkrankungen sinnvoll anwenden lässt, z. B. bei „psychotischen" Störungen, bei psychischen Erkrankungen, die vermuten lassen, dass dabei organische Ursachen oder im Zwischenhirn verankerte Konzepte ursächlich sind, wurde noch nicht hinreichend evaluiert.

Drei Problemgruppen. Betrachtet man die Ursachen für lerngeschichtlich erworbenes oder verstärktes, krank machendes emotionales Leid, so lassen sich diese relativ einfach auf nur wenige zugrundeliegende Problembereiche zurückführen:

- auf Selbstwertprobleme,
- auf Frustrationsintoleranzprobleme und
- auf existentielle Probleme.

Diese Beobachtung wird durch empirische Befunde gestützt. So konnten z. B. Sowislo und Orth (2013) in einer Metaanalyse über 95 Langzeitstudien nachweisen, dass Selbstwertprobleme als Vulnerabilitätsfaktoren insbesondere für depressive und Angsterkrankungen anzusehen sind. Dabei belegen sie auch die Kausalität zwischen den übergeordneten Konzepten und der daraus resultierenden emotionalen Symptomatik.

Ellis ist in seinem letzten Modell zur Kognitiven Diagnostik (Ellis & Hoellen, 1997; Ellis, 2003) mit nur zwei Problemkategorien ausgekommen: der „ego anxiety" und der „discomfort anxiety". Wie weiter unten noch begründet wird, gehen wir in dem hier verwendeten Modell von Stavemann (2012) von drei Kategorien aus. Darin wird auf die Begriffe des Ellis'schen Modells verzichtet, um sich nicht auf die Angsterkrankungen zu begrenzen. Wie noch dargelegt wird, erleichtern diese Kategorien nicht nur, die symptomatischen Reaktionen von Klient*innen, deren Funktionalität und Symptomgewinne leichter zu verstehen (vgl. Stavemann, 2023), sondern sie dienen auch dazu, einen aus der Diagnose abgeleiteten adäquaten, an der *Problem*beseitigung orientierten Behandlungsplan aufzustellen.

Betrachten wir zunächst, wodurch diese drei Problembereiche gekennzeichnet sind (vgl. Stavemann, 2012).

2.1 Problembereiche

Kognitive (Verhaltens-)Therapeut*innen beschäftigen sich mit den Auswirkungen kognitiver Muster, von Konzepten oder Schemata und Einstellungen auf die emotionale Befindlichkeit. Hierfür wurden unterschiedliche spezifische Denkmuster und -stile beschrieben, die regelmäßig zu emotionalen Problemen führen (vgl. z. B. Ellis, 1977, 2003; Beck, 1979; Beck et al., 2017; Stavemann, 2023, 2018b). Diese „irrationalen Ideen" (Ellis, 1977) oder „Denkfallen" (Stavemann, 2018b) lassen sich zu Clustern zusammenfügen und diesen drei Problembereichen zuordnen.

Wie wir beim Beschreiben der „typischen kognitiven Kennzeichen und Konzepte" für die einzelnen Problembereiche feststellen werden, sind etliche dieser kognitiven Muster allerdings nicht problemspezifisch. Sie können in zwei oder gar in allen drei Bereichen auftauchen. (Für das Beschreiben und nachfolgende Zuordnen der einzelnen dysfunktionalen kognitiven Denkmuster und -stile zu den drei Problembereichen benutzen wir die 14 dysfunktionalen Denkweisen nach Stavemann [2023, 2018b]).

2.1.1 Selbstwertprobleme (SWP)

Ein „Selbstwert" ist das Ergebnis eines individuellen eigenen Wertzuweisens. Die mehr oder weniger bewussten Regeln und Aspekte, die dazu herangezogen werden, bilden das Selbstwertkonzept dieser Person ab. Führt das verwendete Selbstwertkonzept zu unangemessenem, unnötigem psychischem Leid, liegt ein „Selbstwertproblem" vor.

Bei einem Selbstwertproblem benutzen die davon Betroffenen also dysfunktionale Selbstwertkonzepte. Diese enthalten Regeln, nach denen aufgrund von Fertigkeiten, Eigenschaften, Beliebtheit oder Akzeptanz durch andere der Zugewinn oder Verlust eigener Wertigkeit bestimmt wird. Die Hauptirrationalitäten bestehen dabei (1.) im Verwenden generalisierender und pauschalisierender Selbstwertkonzepte, in der von einer oder wenigen Eigenschaften, Fähigkeiten, in vielen Fällen sogar von einer einzigen

(Fehl-)Leistung der gesamte Wert einer Person definiert wird und (2.) in „Kategorienfehlern" (Ryle, 2015), wenn Unvergleichbares miteinander verrechnet wird. Selbstwertprobleme sind in der Regel bereits in der Kindheit durch Modelllernen erworben und stark von soziokulturellen Einflüssen, Moralvorstellungen und Erziehungsnormen geprägt (genauer zu Selbstwertproblemen s. Stavemann, Scholz & Scholz, 2020; Stavemann, 2020).

Diese Problemkategorie stimmt in großen Teilen mit der von Ellis (2003) konzipierten *ego anxiety* überein, denn auch er versteht darunter die emotionalen Probleme, die daraus entstehen, weil jemand glaubt, dass der eigene Wert durch Misserfolge oder Ablehnung durch andere bedroht ist. Allerdings werden der Problemkategorie *Selbstwertproblem* nicht ausschließlich Angsterkrankungen zugeordnet. Sie umfasst auch emotionale Reaktionen auf der Scham-, Trauer- und Deprimiertheitsdimension.

Konzepte und kognitive Kennzeichen bei SWP

In Situationen, in denen Klient*innen mit einem Selbstwertproblem feststellen, dass sie ihren individuellen Selbstwertmaßstab (z. B. Leistung, Anerkennung, Beliebtheit, Besitz) nur unzureichend erfüllen oder erfüllen könnten, erleiden oder befürchten sie einen Wertverlust.

Konzepte. Die häufigsten Konzepte von Menschen mit einem SWP sind Wertigkeitsregeln wie:

- „Kannst du was, bist du was!" und daraus abgeleitet:
- „Wer Fehler macht/etwas nicht kann ist weniger wert."
- „Hast du was, bist du was!" und daraus abgeleitet:
- „Wer nicht anerkannt ist, ist weniger wert."
- „Viel Freund', viel Ehr'!" aber auch das Gegenteil:
- „Viel Feind', viel Ehr'!"

Kognitive Kennzeichen. Die typischen Denkmuster bestehen dabei in Verallgemeinerungen oder Generalisierungen, Verzerrungen, unlogischen Schlussfolgerungen und in Kategorienfehlern. Bei einem SWP sind folgende Denkmuster typisch:

- **Menschenwert bestimmen:** Jemand fällt unsinnige Pauschalurteile über Personen und bestimmt den Selbstwert pauschal, z. B. durch Leistung oder Beliebtheit.
- **Applausfetischismus:** Jemand verfolgt aus Furcht vor Ablehnung nicht die eigenen, sondern die vermeintlichen Wünsche und Ziele anderer.

- **Punktekämpfen:** Jemand macht den eigenen Wert davon abhängig, ob er/sie gewinnt, recht hat, stärker, weiser, besser ist als andere und gibt auf gar keinen Fall nach.
- **Selbstschutzdenken:** Jemand zeigt sich aus Angst vor seelischer Verletzung stärker oder anders, als er/sie ist.
- **Erwachsenes Küken:** Jemand macht sich kleiner oder hilfloser, als er/sie ist, um nicht mit anderen konkurrieren zu müssen und dann als Unterlegene/r wertlos(er) zu sein.
- **Schwarz-Weiß-Denken und Generalisieren:** Jemand teilt Eigenheiten oder Leistungen in „gut" oder „schlecht" ein und bildet nur noch extreme Urteile.
- **Versicherungsdenken:** Jemand denkt aus Angst vor möglichem Wertverlust *vorsichtshalber* unnötig negativ, um „auf der sicheren Seite" zu sein.
- **Verrenkungsdenken:** Jemand zieht willkürliche und unlogische Schlüsse von etwas auf den eigenen Wert, die sehr unwahrscheinlich oder völlig unrealistisch sind.
- **Meinungen und Tatsachen verwechseln:** Jemand gründet die Selbstbewertung auf unüberprüfbare Normen, Spekulationen oder Vorurteile und tut dann so, als seien es Tatsachen.

Typische Störungsbilder der Selbstwertprobleme nach ICD-10

Bei Selbstwertproblemen bestehen die symptomatischen Störungsbilder aus folgenden ICD-10-Kategorien:

- Soziale Phobien (F40.1), Agoraphobie (F40.0), spezifische Phobien wie z. B. Prüfungsangst (F40.2), auch in schwerer und bereits generalisierter Form wie Panikstörung (F41.0) oder generalisierter Angststörung (F41.1).
- Die meisten depressiven Störungsbilder (F32 und F33),
- Burnout-Syndrome (Z73.0),
- Schamreaktionen mit oder ohne selbstbestrafenden Reaktionen (dann über die jeweilige Verhaltensauffälligkeit zu klassifizieren).

Relative Häufigkeit von SWP

Der beobachtete Anteil der Selbstwertprobleme bei der Erklärung der Beschwerdebilder liegt in der ambulanten psychotherapeutischen Praxis bei circa 80 Prozent.

(Die Häufigkeitswerte wurden durch Auswertung/Auszählung von Diagnosen und Klient*innenakten verschiedener psychotherapeutischer Praxen ermittelt [Stand, 2020: n > 2.100])

2.1.2 Frustrationsintoleranzprobleme (FIP)

Unter Frustrationstoleranz versteht man die individuelle Fähigkeit, mit Enttäuschungen oder Frustrationen angemessen umzugehen. Sie gilt einerseits als Persönlichkeitseigenschaft, als Disposition, in bestimmten Situationen entsprechend typisch zu reagieren, andererseits als in der frühen Sozialisation vermittelt und erlernt. Sie ist jedoch auch noch im Alter trainierbar.

Jemand mit geringer Frustrationstoleranz neigt dazu, eigene Ziele aufzugeben, wenn etwas nicht problemlos verläuft, und gerät in emotionale Turbulenzen. Führen diese zu emotionalem Stress und/oder als zu belastend empfundenen sozialen Reaktionen oder ökonomischen Konsequenzen, liegt ein *Frustrationsintoleranzproblem* (FIP) vor.

Manche Betroffene reagieren auf empfundene Frustration wütend und aggressiv (Typ A: Forderer-Typus), andere geben deprimiert auf oder vermeiden (Typ B: Prokrastinations-Typus). Beide Typen können mit Frustration nicht adäquat umgehen.

Typische Situationen, in denen Menschen mit einem FIP sich in enormen emotionalen Stress begeben, sind die, wenn etwas Unerwünschtes eintritt, etwas Gewünschtes ausbleibt, wenn das Leben gerade als „zu schwer" empfunden wird, wenn man auf etwas Angenehmes verzichten soll oder wenn ein Ziel nicht ohne den dafür erforderlichen Aufwand zu erreichen ist. Die emotionalen Turbulenzen treten meist in Form von starkem Ärger, latenter Unzufriedenheit, Deprimiertheit oder Angst auf (genauer zu Frustrationsintoleranzproblemen s. Stavemann & Hülsner, 2016; Stavemann, 2021).

Dieser Problembereich stimmt in großen Teilen mit der *discomfort anxiety* (Ellis, 2003) überein, die die emotionalen Probleme beschreibt, die Menschen erleiden, wenn sie glauben, dass ihr Leben oder ihre Bequemlichkeit bedroht ist und wenn sie nicht das bekommen, was ihnen vermeintlich zusteht oder wenn sie in „Katastrophendenken" verfallen, wenn etwas nicht so ist, wie gefordert. Ellis hat also das *existentielle Problem* in die *discomfort anxiety* integriert.

Wie wir in Abschnitt 3.4 sehen werden, ist dieses Zusammenlegen jedoch unzweckmäßig, wenn man aus der Diagnose spezifische Behandlungspläne ableiten möchte. Das oben beschriebene Differenzieren hilft, aus der Kognitiven Diagnostik die unterschiedlichen, für die jeweiligen Problembereiche spezifischen Behandlungspläne abzuleiten.

Konzepte und kognitive Kennzeichen bei FIP

Konzepte. Die auffälligsten Konzepte von Menschen mit einem FIP sind Anspruchshaltungen. Bei einem FIP(A) lauten sie z. B.:

- „Es soll gefälligst so sein, wie ich es will!“
- „Es muss richtig sein!“ und dabei: „Was richtig ist, entscheide ich.“
- „Es muss gerecht zugehen!“ jedoch: „Aber nur, wenn es mir nützt.“

Typische Konzepte bei einem FIP(B) lauten:

- „Mein Leben muss einfach und leicht sein!“
- „Ich sollte auf nichts verzichten müssen!“
- „Ich bin es wert, das man mich um meiner selbst willen liebt!“
- „Eine gute Lösung muss mir die Vorteile aller Alternativen bieten und darf keine Nachteile mit sich bringen. Sonst mache ich gar nichts!“

Die zentralen Anliegen der davon Betroffenen lassen sich mit den Begriffen Wahrheit und Gerechtigkeit oder Bequemlichkeit, Null-Verzicht und mit der Forderung nach „konsequenzenfreier totaler Selbstverwirklichung“ beschreiben.

Kognitive Kennzeichen. Die vorwiegend rigiden Konzepte enthalten Generalisierungen, Verzerrungen, unlogische Schlussfolgerungen und Wunschdenken mit Realitätsverlust. Bei Klient*innen mit einem FIP sind folgende dysfunktionale Denkmuster typisch:

- **Null-Verzicht-Denken:** Jemand geht von Wunschdenken und unrealistischen Zielen aus und erwartet Lösungen, die nur Vorteile mit sich bringen.
- **Absolutes Fordern und Muss-Denken:** Jemand fordert, dass alles gefälligst so zu sein hat, wie er/sie es für richtig hält.
- **Gerechtigkeitsdenken:** Jemand fordert, dass es in der Welt immer dann „gerecht“ zugehen muss, wenn man selbst davon profitiert.
- **Verantwortungslose Untertanen:** Jemand glaubt, dass es leichter sei, keine Verantwortung zu übernehmen und jemanden zu haben, der stärker ist als man selbst und der für ihn/sie die Verantwortung trägt.
- **Erwachsene Küken:** Jemand macht sich kleiner oder hilfloser, als sie/er tatsächlich ist, um nicht lästigerweise mit anderen konkurrieren zu müssen.
- **Verrenkungsdenken:** Jemand zieht willkürliche und unlogische Schlüsse und fällt Prognosen hinsichtlich zu erwartender Konsequenzen, die sehr unwahrscheinlich oder völlig unrealistisch sind.
- **Meinungen und Tatsachen verwechseln:** Jemand gründet sein/ihr (Wunsch-) Denken auf unüberprüfbare Normen, Spekulationen oder Vorurteile und tut dann so, als seien sie Tatsachen.

Symptomatische Störungsbilder des FIP nach ICD-10

Klient*innen mit einem FIP reagieren emotional typischerweise auf der Ärger-, Angst- und Niedergeschlagenheitsdimension. Nach der ICD-10-Systematik lässt sich das Beschwerdebild jedoch bis auf die depressiven Störungsbilder (F32 und F33 ICD-10) und gegebenenfalls die Anpassungsstörung (F43.2 ICD-10) (i. d. R. bestehen die FIP-Symptome jedoch länger als sechs Monate) oft nur schwer einordnen, wenn der/die Therapeut*in die häufig recht intensiven Ärgerreaktionen nicht als Persönlichkeitsstörung klassifizieren will. Da ein FIP von Geburt an besteht, bis man einen adäquaten Umgang mit Frustrationen erlernt, lässt sich für „Ärgerstörungen" hilfsweise die Diagnosekategorie F98.9 verwenden („nicht näher bezeichnete Verhaltens- oder emotionale Störungen mit Beginn in der Kindheit und Jugend").

Bei etlichen Klient*innen sind Sucht- und Abhängigkeitserkrankungen zu beobachten (z. B. F50, F10–F19, F63).

Die typischen Symptombilder lassen sich folgendermaßen beschreiben:

Auf der *emotionalen Ebene:*

- Ärger über die Zumutungen des Lebens, die Anforderungen anderer, über erlittene „Ungerechtigkeit" und unerfüllte Erwartungen oder Forderungen an andere, das Schicksal oder die Umwelt,
- Angst vor Unbequemlichkeit, Verlust und Verzicht, dadurch häufig entscheidungsängstlich bis zur Entscheidungsunfähigkeit,
- Niedergeschlagenheit bis zur Depression, wenn die Hoffnung auf die eigenen Erwartungen und Wunschvorstellungen als unerreichbar angesehen und aufgegeben werden;

Auf der *Verhaltensebene:*

- Aggressives oder (an-)klagendes Auftreten, das von der sozialen Umwelt oft als „grenzüberschreitend" und „maßlos" empfunden wird,
- Prokrastinieren, Unangenehmes vermeiden, ausgesprochen kurzfristig-hedonistisch orientiertes Verhalten.

Relative Häufigkeit des FIP

In den letzten Dekaden hat die Zahl der Klient*innen, die sich über Symptome aufgrund eines FIP beklagten, erheblich zugenommen. Heute sind in der ambulanten Psychotherapie wohl mindestens 70 Prozent aller lerngeschichtlich erworbenen psychischen Störungen darauf zurückzuführen (die Häufigkeitswerte wurden durch Auswertung/Auszählung von Diagnosen und Klient*innenakten verschiedener psychotherapeutischer Praxen ermittelt [Stand, 2020: n > 2.100]).

2.1.3 Existentielle Probleme (ExP)

Ein *existentielles Problem (ExP)* liegt vor, wenn Menschen wegen echter oder vermeintlicher Bedrohungen der eigenen physischen Existenz in emotionale Turbulenzen geraten. Sie befürchten, jetzt gleich oder demnächst sterben zu müssen oder sind deprimiert, weil sie bereits jede Hoffnung aufgegeben haben, jemals „in Sicherheit" zu sein. (Differenzialdiagnostisch gehört eine empfundene Bedrohung des eigenen materiellen oder sozialen Status nicht zu den ExP, sondern zu den SWP) (genauer zu existenziellen Problemen s. Stavemann & Hülsner, 2019; Stavemann, 2022).

Konzepte und kognitive Kennzeichen bei ExP

Konzepte. Zentral im Denken von Klient*innen mit existentiellen Problemen ist deren vehementes Fordern nach Sicherheit und Kontrolle. Situationen, die mit Unsicherheit und Kontrollverlust verknüpft werden, sind zunächst stark angstbesetzt, können bei entsprechend negativer Prognose der Betroffenen aber auch schnell in Hoffnungslosigkeit und Deprimiertheit übergehen. Typische Konzepte sind daher:

- „Ich will (jetzt) nicht sterben!" und deswegen:
- „Ich brauche Sicherheit und Kontrolle!"

Kognitive Kennzeichen. Die typischen kognitiven Kennzeichen eines existentiellen Problems zeichnen sich durch Fokussieren auf eine Gefahr und durch Generalisieren und Überzeichnen einer *prinzipiell* tatsächlich möglichen existentiellen Bedrohung aus. Bei Klient*innen mit einem ExP sind folgende Denkmuster typisch:

- **Katastrophendenken:** Die Klient*innen übertreiben körperliche Gefahren maßlos und hegen Katastrophenerwartungen.
- **Schwarz-Weiß-Denken und Generalisieren:** Jemand übertreibt Gefahren für Leib und Leben und sieht nur noch ihre/seine extreme Gefährdung.
- **Versicherungsdenken:** Jemand denkt aus Angst vor Gefahren *vorsichtshalber* unnötig negativ – z. B. über den eigenen Gesundheitszustand oder eine medizinische Prognose, um auf der „sicheren Seite" zu sein.

- **Verrenkungsdenken:** Jemand zieht willkürliche und unlogische Schlüsse hinsichtlich der eigenen Lebensgefahr, die sehr unwahrscheinlich oder völlig unrealistisch sind.
- **Meinungen und Tatsachen verwechseln:** Jemand gründet das Einschätzen der eigenen „Sicherheit“ auf unüberprüfbare Normen, Spekulationen oder Vorurteile und tut dann so, als seien sie Tatsachen.

Typische Störungsbilder der ExP nach ICD-10

Typische Beschwerdebilder bei Klient*innen mit einem ExP sind die meisten Phobien (F40.-), aber *nicht* die Sozialphobie, die trennscharf dem SWP-Problem zugeordnet ist. Die Angstreaktionen können bis hin zur Panikstörung und generalisierten Angststörung führen.

Andere typische Symptome sind Zwangserkrankungen (F42.-), hypochondrische (F45.2) und etliche andere somatoforme Störungsbilder, wie z. B. die „Herzneurose“ (F45.30, somatoforme autonome Funktionsstörung des kardiovaskulären Systems).

Etliche Klient*innen reagieren auch mit depressiven Störungen (F32.- und F33.-), z. B. wenn sie die Hoffnung verlieren, jemals Sicherheit und Kontrolle über die momentane Situation oder die eigene Existenz im Allgemeinen erlangen zu können.

Relative Häufigkeit der ExP

In der ambulanten Psychotherapie sind existentielle Probleme für circa 15 Prozent der lerngeschichtlich erworbenen psychischen Erkrankungen ursächlich (die Häufigkeitswerte wurden durch Auswertung/Auszählung von Diagnosen und Klient*innenakten verschiedener psychotherapeutischer Praxen ermittelt [Stand, 2020: n > 2.100]).

Relative Häufigkeit lerngeschichtlich erworbener psychischer Erkrankungen

a) bei Erwachsenen

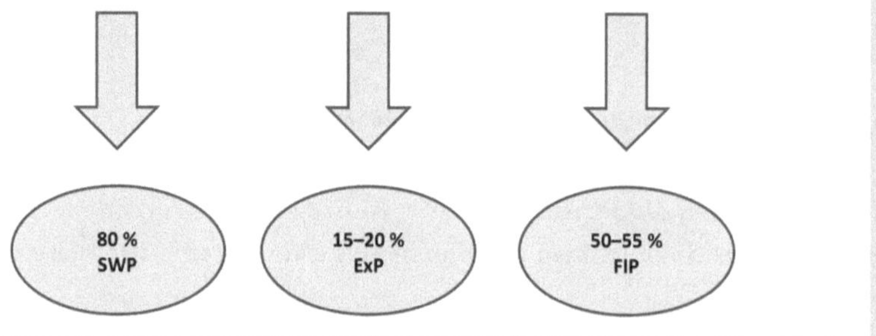

Abbildung 2.1: *Problemtypen lerngeschichtlich erworbener psychischer Erkrankungen bei Erwachsenen. Die Summe der Prozentsätze ergibt über 100 Prozent, da Klient*innen oft auch an zwei oder drei Problemtypen erkrankt sind (vgl. Stavemann, 2023).*

b) bei Kindern und Jugendlichen

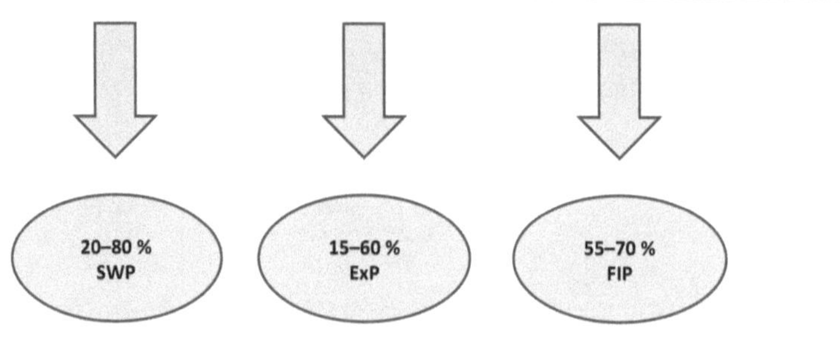

Abbildung 2.2: *Problemtypen lerngeschichtlich erworbener psychischer Erkrankungen bei Kindern und Jugendlichen. Die Prozentzahlen zeigen die altersabhängige Zunahme/Abnahme. Die Summe der Prozentsätze ergibt über 100 Prozent, da die Klient*innen zum Teil auch an zwei oder drei Problemen leiden (vgl. Schlarb & Stavemann, 2019).*

2.2 Vorteile der PKP

Gegenüber den symptomorientierten, deskriptiven Diagnosemodellen kann die PKP mit einigen Vorteilen aufwarten. Die Wesentlichsten sind:

- Ursachenfokussiertes Vorgehen
- Erweiterte Diagnosemöglichkeiten gegenüber der ICD-10-Diagnostik
- Übersichtliche Problemanalyse durch die PKP
- Stringent ableitbare Behandlungspläne aus der PKP.

Betrachten wir diese Vorzüge nun genauer.

2.2.1 *Ursachenfokussiertes Vorgehen*

Den wichtigsten Vorteil der PKP haben wir bereits im Vorwort kennengelernt: Sie legt den Fokus auf das die Symptome verursachende Problem. Im Gegensatz zu den symptomorientierten, deskriptiven Klassifikationssystemen, wie ICD-10-GM und DSM-5, ist die PKP problemorientiert und beschreibt somit die Ursachen für lerngeschichtlich erworbene psychische Erkrankungen. Dadurch werden die Therapeut*innen in die Lage versetzt, mit ihrem Veränderungsprozess direkt an den Ursachen anzusetzen, um diese dauerhaft zu verändern. Betrachten wir diesen relevanten Unterschied an einem Beispiel.

F33.1G (ICD-10-GM). Die ICD-Diagnose „F33.1G" besagt lediglich, dass jemand bereits zum wiederholten Mal depressiv reagiert. Ebenso wie z. B. die somatische Diagnose „Körpertemperatur: 39° C" lassen beide Feststellungen offen, weshalb diese Symptome auftreten, wodurch sie begründet sind.

Die wiederholte depressive Reaktion könnte sowohl auf ein SWP zurückzuführen sein, z. B. weil jemand die Hoffnung verloren hat, jemals ein „wertvoller Mensch" zu sein. Oder sie ist in einem FIP (Typ B) begründet, weil jemand das Leben gerade extrem anstrengend findet und überzeugt ist, dass es garantiert nie so werden wird, wie man es sich vorstellt.

Vielleicht ist die Ursache auch ein ExP, weil z. B. jemand sein Dasein als belanglos ansieht, da man ja „sowieso sterben muss". Die Symptomatik kann allerdings auch auf „psychotische", genetische, neurophysiologische, endokrinologische oder hirnorganische Ursachen zurückzuführen sein.

Betrachten wir zum Verdeutlichen drei Fallbeispiele für die Diagnose F33.1G (ICD-10-GM), die auf diese drei unterschiedlichen verursachenden Probleme zurückzuführen sind.

Unterschiedliche Ursachen für eine depressive Symptomatik

Frau O., 28 Jahre, Verkäuferin, klagt über ständige Niedergeschlagenheit, seitdem sich ihre besten Freundinnen nicht mehr bei ihr melden. Sie frage sich die ganze Zeit, was sie wohl falsch gemacht habe, grüble über die letzten Treffen nach. Auch ihr Partner sei besorgt um sie, da sie kaum rede und keine Lust mehr habe, etwas zu unternehmen. Am schlimmsten sei es frühmorgens, wenn sie sich stundenlang im Bett wälze, ohne erneut einschlafen zu können. Sie halte sich für wertlos und nicht liebenswert.

Die Anamnese ergibt, dass Frau O. schon seit ihrer Kindheit versucht, Ablehnung durch Zurückhaltung sowie Anpassung an die Bedürfnisse und Wünsche von wichtigen Zielpersonen zu vermeiden, da sie dies mit einem Wertverlust gleichgesetzt hätte. Testpsychologisch erreicht sie auf dem BDI (Beck-Depressions-Inventar) einen Punktwert von 26.

Herr P., 54 Jahre, kaufmännischer Angestellter, findet seine Aussichten hoffnungslos. Er liege fast den ganzen Tag im Bett, könne sich über nichts mehr freuen. Das werde sich wohl auch nicht mehr ändern.

Er habe sich – trotz schlechter Kindheit, in der er keine Anerkennung bekommen habe – stets um andere gekümmert, sei loyal und treu gewesen und dennoch von anderen nur schlecht behandelt worden. Eine Partnerin sei mit seinem besten Freund abgezogen, weil dieser ihr mehr habe bieten können. Die neue Partnerin nörgle auch nur an ihm herum. Als er damals einen Ausbildungsplatz gesucht habe, seien stets andere bevorzugt worden, ohne dies zu begründen. Aktuell werde er in der Firma nicht befördert, obwohl er sich doch die ganze Zeit für die Firma einsetze. Das Leben sei einfach ungerecht.

Die Exploration ergibt, dass Herr P. schon mehrere depressive Episoden durchlebte, und zwar immer dann, wenn er eines seiner Ziele aufgeben musste. Er erlebt andere Menschen als fordernd, bezieht dabei aber nicht ein, dass er selbst die ganz Zeit von anderen fordert, sich so zu verhalten, wie er das gerade möchte. Er erreicht einen BDI-Wert von 27.

Frau D., 52 Jahre, Unternehmerin, klagt über eine deprimierte Stimmung. Vor sechs Monaten sei der Nachbar plötzlich an einem Hirnschlags verstorben, vor zwei Jahren ihre beste Freundin an einer Krebserkrankung. Sie habe keine Lust mehr, weiterhin ihre Ziele zu verfolgen, wenn das Leben doch so schnell vorbei sein könne. Wozu sich anstrengen, wenn man jederzeit sterben kann? Eigentlich hatte sie noch so viel vor. Sie sei nun wie gelähmt und käme da nicht mehr heraus. Die Anamnese ergibt, dass die Eltern beide vor dem 60-sten Lebensjahr verstarben. Frau D. befürchtet, dass ihr dies ebenfalls passieren könnte und sieht diese Annahme durch die beiden Todesfälle in ihrem sozialen Umfeld bestätigt. BDI: 22 Punkte.

ICD-10-Diagnosen. In allen drei Fällen beklagen die Klient*innen dieselben emotionalen Symptome und alle erhalten dieselbe ICD-10-Diagnose: „F33.1", d. h. „rezidivierende depressive Störung, gegenwärtig mittelgradige Episode". Wenn Therapeut*innen nun aber in der Anamnese und Exploration die Ursachen für diese depressive Symptomatik beleuchten, stoßen sie dabei auf völlig unterschiedliche Begründungen.

Unterschiedliche Ursachen für eine depressive Symptomatik (Fortsetzung)

Frau O. hat schon so viel dafür getan, von anderen anerkannt zu werden und bei allen beliebt zu sein, bisher meist mit Erfolg. Nachdem sich nun Freundinnen von ihr abwenden, resigniert sie. Sie glaubt, kein liebenswerter Mensch zu sein und wohl auch künftig nicht.
Die Ursache für diese negative Prognose und ihre depressive Reaktion ist in ihrer Selbstwertproblematik begründet, in der Art und Weise, ihren Wert pauschal von tatsächlicher oder vermeintlicher Ablehnung abhängig zu machen.
Herr P. hat auch aufgegeben, und zwar sein Fordern nach einem „gerechten" Leben, in dem es so zugeht, wie er sich das vorstellt: ohne Verzicht und ohne Belastungen. So wie es ist, erscheint ihm das Dasein nicht lebenswert. Ursächlich für seine depressiven Symptome ist seine ausgeprägte Frustrationsintoleranz (FIP[B]).
Frau D. hat die Hoffnung aufgegeben, dass es sinnvoll ist, weiter Ziele zu verfolgen, weil man jederzeit sterben kann. Wozu sollte sie sich dann noch anstrengen?
Ursächlich für ihre depressive Reaktion ist ihr existentielles Problem: der unerfüllte Wunsch nach einem unwiderlegbaren Beweis, jetzt nicht sterben zu müssen.

PKP-Diagnosen. Die PKP-Diagnosen für die drei oben beschrieben Fallbeispiele differenzieren nach der Ursache und lauten wie folgt:

Unterschiedliche Ursachen für eine depressive Symptomatik (Fortsetzung)

Frau O.: Selbstwertproblematik mit F32.1G (mittelgradige depressive Episode (oder: F32.1G aufgrund einer Selbstwertproblematik)

Herr P.: Frustrationsintoleranzproblematik mit F33.1G (oder: F33.1G aufgrund einer Frustrationsintoleranzproblematik)

Frau D.: Existentielle Problematik mit F33.1G (oder: F33.1G aufgrund einer existentiellen Problematik)

In den drei Fallbeispielen sehen wir, dass die depressive Symptomatik nicht trennscharf bezüglich der verursachenden Problematik ist, sondern in allen drei Problembereichen auftreten kann. Gleiches gilt ebenso für die Angst- und Zwangserkrankungen, die in der ICD-10 aufgeführt werden, wie auch für Verhaltensauffälligkeiten.

Angsterkrankungen. Der Diagnoseschlüssel „F41.0" beispielsweise beschreibt lediglich, dass jemand in spezifischen und unspezifischen Situationen mit panischer Angst reagiert, nicht jedoch, weshalb er dies tut. Auch hier können sowohl befürchtete Selbstwertverluste als auch vermutete Lebensbedrohung ursächlich sein.

(Bei Klient*innen mit einem FIP sind Panikstörungen eher selten. Sie reagieren symptomatisch zwar häufig auch auf der Angstdimension [z. B. Angst vor den Konsequenzen von Entscheidungen, wie Unbequemlichkeit und Verzicht], jedoch in der Regel weitaus weniger intensiv, weil sie solchen unbequemen Situationen meist ausweichen und sie vermeiden.)

Zwangserkrankungen. Auch Zwangserkrankungen wie z. B. Prüf- und Kontrollzwänge lassen sich sowohl auf Strategien zurückführen, die einem Selbstwertverlust vorbeugen sollen („Ich muss alles hundertprozentig sauber halten, sonst werde ich als Drecksau abgelehnt."), als auch auf solche, die das eigene Überleben sichern sollen („Ich muss alles hundertprozentig sauber halten, sonst kann ich krank werden und daran sterben.").

Verhaltenssymptome. Verhaltensauffälligkeiten, wie z. B. die ICD-10-Kategorien F10-19, F50.-, F51.-, F52.-, F55.-, F63.-, sind nicht trennscharf hinsichtlich ihrer Ursachen und treten in allen drei Problembereichen auf. So mögen manche mit der Diagnose F10.1G (ICD-10) damit versuchen, Selbstwertprobleme zu überdecken oder in den Griff zu bekommen, z. B. indem sie ihre soziale Ängstlichkeit durch übermäßig aggressives Verhalten oder durch funktionalen Alkoholkonsum überspielen oder senken möchten. Andere dagegen versuchen, so ihre Angst vor einer „Lebensbedrohung" zu beherrschen. Wieder anderen dienen diese Verhaltensmuster bei einem FIP als Ausweich- und Vermeidungsritual.

In all diesen Fällen ist die PKP prägnanter und trifft mit ihrem Problemfokussieren den Kern der Sache.

2.2.2 Erweiterte Diagnosemöglichkeiten gegenüber der ICD-10-Diagnostik

Für manche typische Symptombilder der drei Problembereiche ist es schwierig, die im Antrag auf Kostenübernahme und im Gutachterverfahren geforderte ICD-10-Kategorie zu finden und sie danach zu verschlüsseln. Dies gilt besonders für etliche Störungsbilder, die aufgrund eines FIP bestehen.

Betrachten wir dies an zwei Fallbeispielen:

Der Klient (40 Jahre, liiert, keine Kinder) kommt in die Therapie, weil er zunehmend alles unerträglich finde. Schon morgens sei er genervt, wenn er im Straßenverkehr sehe, wie manche Auto fahren. Auch die Ampelschaltung werden immer unsinniger. Seine Partnerin habe gemeint, dass er sich therapeutische Unterstützung suchen soll. Sie sei vor einem Monat ausgezogen und wolle erst zurückkommen, wenn er sich geändert habe. Das finde er ziemlich egoistisch von ihr. In einer Beziehung habe man immer füreinander da zu sein. Die Exploration ergibt, dass der Klient selbst diese Forderung in der Beziehung nicht gelebt hat. Auch in den Beziehungen davor hätten sich die Frauen von ihm getrennt, weil sie genervt gewesen seien. Er habe ihnen aber unmissverständlich klar gemacht, was er davon halte. Nun sei nebenan eine Familie mit zwei Kindern eingezogen, die ständig nervten. Entweder schrien sie in der Wohnung oder sie spielten draußen und er kriege alles mit. Er wolle, wenn er zu Hause sei, seine Ruhe haben. Mit einem anderen Nachbarn sei er ebenfalls unzufrieden, da er die Hecke nicht vernünftig schneide. Ständig würde alles über den Zaun wachsen. Das sei einfach nervig. Er verhalte sich korrekt und störe niemanden, also könne er das auch von anderen erwarten!
Die Exploration ergibt, dass der Klient sehr rigide Vorstellungen davon besitzt, wie die Welt und deren Bewohner auszusehen und sich zu verhalten haben und dass er vehement auf das Einhalten seiner Normen pocht. Stößt er auf Abweichungen oder Kritik anderer, ärgert er sich oft sehr heftig und kämpft dann um sein „Recht“.

Die Klientin (28 Jahre, Single, Studentin) beklagt ihre aktuelle Lebenssituation. Studieren ginge aktuell nicht, weil sie so genervt sei und nicht weiterkomme. Ihre Eltern wollten sie nicht weiter unterstützen, sie solle ausziehen und sich zumindest einen Teil ihres Lebensunterhalts selbst verdienen. Sie bekomme zwar noch ihren Pflichtteil, aber mehr nicht. Nun sei sie schon Einzelkind und die Eltern hätten keine finanzielle Not, da könnten die sie doch voll unterstützen.
Die Exploration ergibt, dass die Eltern bisher alles für die Klientin finanziert hatten. Sie habe zweimal im Jahr in den Urlaub fliegen können, keine Miete gezahlt, ein Auto bekommen und dazu das Spritgeld. Sie müsse nun wohl in eine WG ziehen, was sie unmöglich fände, denn mit anderen zusammenzuwohnen sei für sie extrem lästig. Sie brauche ihre Ruhe und könne es nicht ertragen, wenn andere sich nicht daran halten. Im Urlaub habe sie deswegen immer Einzelzimmer gebucht. Auch in eine kleine, wenige komfortable Wohnung zu ziehen, käme nicht in Frage. Sie brauche Platz. Das Bad müsse mindestens Badewanne, Dusche und ein Fenster haben. Aber so etwas bekomme sie unmöglich für das vorhandene Geld. In so einer Umgebung könne sie ihr Studium, mit dem sie bereits im Verzug sei, nicht weiterführen. Wenn sie sich nicht wohl fühle, könne sie nicht lernen. Andere Mitstudent*innen würden von ihren Eltern nicht so behandelt. Das alles sei hoffnungslos. Sie erhoffe sich nun Tipps, wie sie diese Probleme lösen kann.

In beiden Beispielen leiden die Klient*innen erheblich unter den Symptomen ihres ausgeprägten FIP(A) bzw. FIP(B). Die emotionalen Beschwerden liegen dabei hauptsächlich auf der Ärgerdimension. Zudem leiden sie unter den sozialen und ökonomischen Konsequenzen ihrer typischen FIP-Reaktionsmuster.

Wer nun als Therapeut*in nicht gleich Persönlichkeitsstörungen oder -akzentuierungen diagnostizieren möchte, dem helfen die ICD-10-Kategorien hier nicht weiter. Das gilt umso mehr, wenn das FIP noch nicht zu erkenn- und klassifizierbaren (psycho-)somatischen oder depressiven Krankheitsbildern geführt hat. Auch in diesen Fällen stellt die PKP mit ihrem FIP der Typen A und B Diagnosekategorien zur Verfügung, die in der ICD-10 keine Entsprechung haben. Beim Beantragen der Psychotherapie ist man dann gefordert, leidlich passende ICD-10-Kategorien für die Symptomatik der Klient*innen zu finden. Einige Möglichkeiten hierfür wurden bereits im Abschnitt 2.1.2 beschrieben.

2.2.3 Übersichtliche Problemanalyse durch die PKP

Wie im Abschnitt 2.3 noch ausführlich dargestellt wird, liegt ein weiterer Vorteil der PKP darin, dass die horizontalen und vertikalen Problemanalysen aufgrund des zuvor erfolgten Zuordnens von Problemen und Symptomen leichter und übersichtlicher aufzustellen sind. Insbesondere die Reduktion auf lediglich drei verursachende Probleme trägt dazu bei, dass die Analyse einfacher durchzuführen und übersichtlicher darzustellen ist.

Damit ist die vorhandene Problemkonstellation nicht nur den Klient*innen verständlich zu vermitteln, auch die Therapeut*innen profitieren davon, wenn ihnen stets deutlich vor Augen steht, welche Symptome durch welches Problem verursacht werden und – falls mehrere Probleme vorliegen – wie diese zueinander stehen:

- Sind sie unabhängig voneinander oder interagieren sie?
- Sind sie parallel zueinander oder nachfolgend angeordnet?
- Stehen sie in einem hierarchischen Zusammenhang?

Aufgrund der jeweiligen Konstellation wird auch deutlich, mit welchem Problem (bei mehreren vorhandenen) der Veränderungsprozess begonnen werden sollte, um nicht unnötige Widerstände bei Klient*innen oder gar Therapieabbrüche zu evozieren.

2.2.4 Stringent ableitbare Behandlungspläne aus der PKP

Ein weiterer gewichtiger Vorteil der PKP ist aus dem Vorangegangenen bereits beinahe zwingend abzuleiten: Eine schlüssige, verständliche Problemanalyse macht es für Therapeut*innen leichter, einen zielführenden Behandlungsplan aufzustellen und sich anschließend, wie an einem roten Faden, daran beim weiteren therapeutischen Agieren zu orientieren.

Wie wir im Abschnitt 3.4 noch ausführlich betrachten, gibt es für alle drei Problemtypen explizit auf deren symptomatische kognitive Konzepte und Reaktionsmuster abgestimmte Behandlungspläne. Haben Therapeut*innen diese Behandlungskonzepte verinnerlicht, wird es ihnen leicht fallen, die erforderliche Behandlungsstrategie entsprechend der jeweiligen Problemkonstellation zusammenzufügen:

- Die Behandlungsstrategie für singuläre Probleme,
- die Behandlungsstrategie für parallel ablaufende Probleme,
- die Behandlungsstrategie für hierarchisch angeordnete Probleme und

- die Behandlungsstrategie, wenn horizontal und vertikal angeordnete Probleme miteinander vermischt auftreten.

Wir werden in Abschnitt 3.4 sehen, dass auf diese Weise auch für die kompliziertesten Problemkonstellationen leicht und überschaubar ein zwingendes Behandlungskonzept ableitbar und gewissermaßen im Baukastensystem aufzustellen ist.

3 Einsatzmöglichkeiten der PKP

Die PKP hilft nicht nur, Diagnosen vor dem Hintergrund der verursachenden Probleme zu stellen, sondern auch dabei, diese Zusammenhänge in der Problemanalyse nachvollziehbar darzustellen und den dazu passenden Behandlungsplan so aufzustellen, dass statt der Symptome nun die Problemursachen im Fokus der Veränderungsprozesse stehen.

Betrachten wir diese Einsatzmöglichkeiten genauer.

3.1 PKP im Erstkontakt/in der Sprechstunde

Bei Klient*innen, die in gesetzlichen Krankenkassen versichert sind, gilt der Erstkontakt als erste „Sprechstunde“.

3.1.1 *Ziele und Inhalte des Erstkontakts/der Sprechstunde*

Der zuvor meist telefonisch vereinbarte Erstkontakt/die Sprechstunde dauert in der Regel 50 Minuten. (50 Minuten sind verpflichtend vor der Aufnahme einer Psychotherapie vorgeschrieben, maximal können 6 x 25 bzw. 3 x 50 Minuten als Sprechstunden abgerechnet werden.)

Ziele des Erstkontakts/der Sprechstunde

Klient*innen und Therapeut*innen verfolgen im Erstkontakt teilweise unterschiedliche Ziele (vgl. Stavemann, 2023), themenbedingt beziehen wir uns nachfolgend ausschließlich auf die Therapeut*innenziele. Falls nicht alle Inhalte in der ersten Sprechstunde ausreichend erfasst werden können, stehen dazu weitere zwei Sprechstunden zur Verfügung.

Die Therapeut*innen möchten im Erstkontakt folgende Inhalte klären:

- Einen ersten Eindruck von Klient*innen gewinnen: Typ, Persönlichkeit und Erscheinung.
- Aufgrund dieses ersten Eindrucks einen adäquaten Kontaktaufbau betreiben, um eine förderliche Therapeut*in-Klient*in-Beziehung herzustellen.
- Herausfinden, wobei Klient*innen zu diesem Zeitpunkt aus welchem Anlass Hilfe suchen.
- Prüfen, ob der/die Klient*in unter einem emotionalen Problem leidet, und – falls ja – unter welchem bzw. welchen.
- Klient*innenziele, -erwartungen und -ressourcen erfassen.
- Therapievoraussetzungen (Krankheitseinsicht, Veränderungsmotivation, konkrete Ziele, Fähigkeit zur Selbstreflexion und reflexive Persönlichkeit) prüfen.
- Therapieerfahrungen abklären.
- Den Klient*innen die vorläufige Diagnose vermitteln und begründen sowie über Behandlungs- und gegebenenfalls über alternative Unterstützungsmöglichkeiten informieren.
- Die Kostenübernahme durch die Krankenkasse prüfen.
- Motivation der Klient*innen durch Darlegen eines plausiblen, stringenten Behandlungskonzepts fördern und eine realistische Erfolgsprognose aufstellen.
- Organisatorische Rahmenbedingungen und Voraussetzungen für eine Therapieaufnahme klären. Die Klient*innen erhalten am Ende der Sprechstunde das Formular PTV 10: „Ambulante Psychotherapie in der gesetzlichen Krankenversicherung“ und PTV 11: „Individuelle Information zur psychotherapeutischen Sprechstunde“ (Quelle: KBV, PTV-Formulare, www.kbv.de/html/27068.php und www.g-ba.de/richtlinien/20).

PKP-relevante Inhalte des Erstkontakts/der Sprechstunde

Im Gegensatz zur orthodoxen Verhaltenstherapie, zur ICD-10, zum DSM-5 oder zur medizinischen Diagnostik orientieren sich Integrative Kognitive (Verhaltens-)Therapeut*innen beim diagnostischen Einordnen am verursachenden Problem. Erst wenn sie diese(s) herausgearbeitet haben, beschreiben sie es/sie in ihren jeweiligen symptomatischen Reaktionen nach der ICD-10.

Um bereits im Erstkontakt einen Eindruck von der zugrundeliegenden Problematik der Klient*innen zu erhalten, stellen die Therapeut*innen eingangs beispielsweise folgende für die PKP relevante Fragen:

- „Was denken Sie selbst: Aus welchem Grund brauchen Sie eine Psychotherapie?“
- „Welche Gefühle machen Ihnen zurzeit am meisten zu schaffen?“

- „Können Sie mir bitte ein konkretes Beispiel schildern, wann Sie sich so gefühlt haben?“ (Anhand dieses Beispiels wird der/die Therapeut*in implizit ein symptomatisches SKR-Modell (s.Tabelle 4.3) „von unten“ erstellen [zum Vorgehen siehe Stavemann, 2023], um dann anhand der problemtypischen Konzepte auf das verursachende Problem zu schließen.)

Ist ein Problem identifiziert, sucht der/die Therapeut*in nach weiteren. Finden sich weitere Probleme, wird der Bezug zwischen ihnen herausgearbeitet:

- Sind sie unabhängig voneinander oder bedingen sie sich?
- Verlaufen sie parallel oder hierarchisch?

Im Anschluss daran erläutert der/die Therapeut*in die vorläufige PKP-Diagnose und fragt anschließend den/die Klient*in, ob das vorhandene Problem richtig verstanden wurde.

Sind weitere Termine geplant, wird den Klient*innen am Ende des Erstkontakts für die anschließende Anamnese ein „Fragebogen zur Lebensgeschichte und Problematik“ ausgehändigt (siehe z. B. Stavemann, 2023, Arbeitsblatt AB 3). Die im Erstkontakt herausgearbeiteten Problembereiche bilden dabei die Grundlage für alle darin enthaltenen Fragen. Dabei weist der/die Therapeut*in ausdrücklich darauf hin, dass sich die Fragen in der Rubrik „Zum Problem“ auf die emotionalen Symptome beziehen und nicht auf Verhaltensweisen (z. B. „Wie oft haben Sie sich in der letzten Woche vor Ablehnung gefürchtet?“ statt „Wie oft haben Sie letzte Woche etwas anderen zuliebe getan, was Sie eigentlich nicht wollten?“), um auch die emotionalen Beeinträchtigungen zu erfassen, die nicht mit symptomatischem Verhalten einhergehen und um Verhaltensweisen zu vernachlässigen, die nicht auf emotionalen Problemen beruhen.

3.1.2 Leitfaden für den Erstkontakt/die Sprechstunde

Inhaltlich orientiert sich der Erstkontakt nach folgendem Ablauf (zum konkreten Vorgehen s. z. B. Stavemann, 2023, Kap. 15): Die Therapeut*innen bemühen sich, in den ersten 30 Minuten die Probleme der Klient*innen, die emotionalen und Verhaltenssymptome sowie weitere daraus resultierende Konsequenzen zu erfassen. Nach dem ersten provisorischen diagnostischen Einordnen und Rückmelden an die Klient*innen sowie einem Skizzieren der Behandlungsmöglichkeiten klären sie in den verbleibenden 20 Minuten Fragen der Klient*innen sowie Organisatorisches.

Dabei gehen sie chronologisch vor:

- Klient*innen begrüßen, Inhalte und Ziele des Erstkontakts erläutern.
- Warum kommt der/die Klient*in? Wer hat ihn/sie „geschickt"? Warum kommt er/sie gerade jetzt?
- Die emotionale Belastung herausarbeiten: Unter welchen Emotionen, welchen Verhaltensweisen und anderen Konsequenzen leidet der/die Klient*in? Eine kurze Problemgenese erheben.
- Welche kognitiven Stile und Konzepte sind erkennbar? Implizit ein exemplarisches SKR-Modell erheben (s. Tabelle 4.3); auf Symptomgewinne und aufrechterhaltende Bedingungen achten.
- Liegen weitere oder hierarchische Probleme vor?
- Erster Eindruck: Wodurch ist die Persönlichkeit des/der Klient*in gekennzeichnet?
- Vorläufiges diagnostisches Einordnen und Erläuterung derselben.
- Gibt es gegebenenfalls somatische Ursachen für die Beschwerden?
- Welche Bewältigungsstrategien und Therapieerfahrungen liegen vor?
- Welche konkreten Erwartungen und Therapieziele hat der/die Klient*in?
- Therapeutisches Vorgehen erläutern und Motivation stärken.
- Therapieziel vereinbaren, Therapiekontrakt besprechen und abschließen.
- Organisatorisches: Kostenträger feststellen, Termine vereinbaren etc.
- Hausaufgaben (falls weitere Treffen vereinbart werden): Biographische Anamnese anhand von Anamnesefragebögen.

3.2 PKP in Anamnese und Exploration

Diese Phase ist für Therapeut*innen die mit Abstand arbeitsaufwendigste im Therapieprozess. Hier obliegt das Vorgehen ihnen und ihrer alleinigen Verantwortung: Sie müssen die für das Problemverständnis notwendigen Daten erheben, die Genese und Funktionalität des Problemverhaltens durchschauen sowie einen geeigneten Veränderungsplan erstellen, der zum Therapieziel der Klient*innen führt. In den weiteren Phasen werden die Klient*innen dann zunehmend in den Veränderungsprozess eingebunden, bis sie schließlich alleine für dessen zielgerechtes Umsetzen verantwortlich sind.

3.2.1 *Ziele und Inhalte von Anamnese und Exploration*

Ziele von Exploration und Anamnese

Neben dem Erstkontakt stehen den Therapeut*innen in der kassenärztlichen Versorgung maximal vier weitere probatorische Sitzungen für Anamnese und Exploration zur Verfügung, bevor sie einen Antrag auf Kostenübernahme für psychotherapeutische Behandlung stellen müssen (vgl. Psychotherapie-Richtlinien, Abs. E Pkt. 1.1.1 sowie § 11 (1) der Psychotherapie-Vereinbarung). Sie dienen dazu, die dafür notwendigen Informationen einzuholen und zu prüfen, ob Therapeut*in und Klient*in eine gemeinsame Arbeitsgrundlage finden und eine förderliche Therapeut*in-Klient*in-Beziehung aufbauen können.

Biographische Anamnese. In der Regel wird die biographische Anamnese aus zeit- und arbeitsökonomischen Gründen schriftlich mit Hilfe von Lebens- und Problemfragebögen erhoben. Die von den Klient*innen zu Hause ausgearbeiteten Antworten sind dann Inhalte der nächsten Therapiestunden, in denen die Therapeut*innen weitere zum Problemverständnis wichtige Punkte explorieren und ggf. Zusammenhänge zwischen einzelnen Problembereichen herstellen.

Um die hier üblicherweise zu erwartende Informationsflut zu strukturieren, um auf die identifizierten Probleme zu fokussieren und um Zusammenhänge zwischen der persönlichen Lerngeschichte und den heutigen Reaktionen der Klient*innen zu verdeutlichen, sind diverse Anamnesefragebögen entwickelt worden.

Exploration. Offene Fragen aus dem Erstkontakt und der Anamnese klären die Therapeut*innen in der problembezogenen Exploration durch vertiefende oder konkretisierende Fragen. Dabei legen sie ein besonderes Augenmerk auf das Zuordnen von geäußerten Symptomen/Beschwerden sowie identifizierten Problemen und erheben für die anschließende Problemanalyse entsprechende Informationen über den zeitlichen Aspekt der einzelnen Probleme (Beginn, Dauer, Häufigkeit, erkennbare Auslösebedingungen etc.).

PKP-relevante Inhalte der Anamnese und Exploration

Wie bereits beschrieben, sind Anamnese und Exploration in der PKP nicht symptom-, sondern strikt problemorientiert. Hier werden auch die lerngeschichtlich relevanten Erfahrungen für das Entstehen der Probleme sowie deren aufrechterhaltende Bedingungen exploriert und beschrieben. Zu Letzterem gehören auch die Symptomgewinne.

Nachdem die Therapeut*innen die Ursachen für die von den Klient*innen geäußerten Beschwerden identifiziert haben, stellen sie diesen Zusammenhang in ihrer Diagnose dar. Bestehen mehrere Probleme, ordnen sie diesen deren jeweilige emotionale und Verhaltenssymptome zu.

Da es für die drei Problembereiche in der ICD-10 keine entsprechenden Verschlüsselungen gibt, werden in der PKP die Begründungen für die jeweiligen ICD-10-Symptombilder vor oder hinter der bzw. den ICD-10-Nummer(n) angeführt.

PKP-Diagnosen

Am Beispiel der auf S. 28 beschriebenen Fälle könnte es dann wie folgt aussehen:

Frau O.: „Selbstwertproblem mit F33.1G" oder
„F33.1G wegen eines Selbstwertproblems"
Herr P.: „Frustrationsintoleranzproblem mit F33.1G" oder
„F33.1G aufgrund eines Frustrationsintoleranzproblems"
Frau D.: „Existentielles Problem mit F33.1G" oder
„F33.1G vor dem Hintergrund eines existentiellen Problems"

3.2.2 *Leitfaden für Anamnese und Exploration*

In der Anamnese und Exploration werden folgende Punkte chronologisch erarbeitet:

1. Die Problematik nach PKP identifizieren und explorieren, biographische Anamnese erheben und aufrechterhaltende Bedingungen erfassen.
2. Den psychischen Befund erheben.
3. Die Problem-, Verhaltens- und Funktionsanalyse erstellen.
4. Die PKP-Diagnose stellen.
5. Die Therapieziele festlegen und den dazu notwendigen Therapieplan erstellen.
6. Die Prognose stellen.
7. Einen somatischen Befund erheben bzw. einholen: Konsiliarbericht anfordern; gegebenenfalls konsiliarische Erörterungen.
8. Den Antrag auf Kostenübernahme stellen (lassen) (Vordruck PTV 2 der KBV).
9. Falls notwendig: Den Bericht an den/die Gutachter*in erstellen.

Anamnese auf wesentliche Informationen begrenzen

Gerade zu Beginn ihrer Praxistätigkeit gestalten viele Therapeut*innen ihre Anamnese viel zu umfangreich, blähen sie mit unnötigen Informationen auf und verwirren sich selbst wie auch andere durch ein Anhäufen von Informationen, ohne deren Bezug zum diagnostizierten Problem zu begründen.

In der Anamnese sollte lediglich beschreiben werden, was man selbst oder Begutachtende unbedingt wissen müssen, um die vorliegende Problematik, ihre Genese und Funktionalität nachvollziehen sowie auf dieser Informationsgrundlage die Diagnose und den vorgeschlagenen Behandlungsplan bewerten zu können.

Ein Aussortieren von redundanten oder für das Problem irrelevanten Informationen hilft, die Übersicht zu wahren. Dass ein Klient z. B. auf der Klassenfahrt von seinen Mitschüler*innen beim Onanieren erwischt wurde oder dass jemand ausgegrenzt und gemobbt wurde, wird im Bericht an den Gutachter nur dann erwähnt, wenn dieser Umstand begründet mit der aktuellen Problematik in kausalem Zusammenhang steht.

Andererseits sollten die spontan berichteten Beschwerden und die im Bericht aufgeführten Daten aus der Lerngeschichte der Klient*innen schlüssig zur später gefällten Diagnose passen und sie nachvollziehbar erklären.

3.3 PKP in der Verhaltens- und Problemanalyse

Unterschiedliche Diagnosemodelle. Verhaltenstherapeutische Diagnostik hat inzwischen eine lange Entwicklungsgeschichte und es gibt verschiedene Ansätze für die Verhaltens- und Problemanalyse, u. a. auch die bereits zu Beginn beschriebenen kognitiven Diagnosemethoden (s. z. B. Kanfer & Saslow, 1969; Kanfer, 1989; Kanfer et al., 2012). Die wichtigsten Verfahren in der Verhaltenstherapie sind die Problem-, Verhaltens- und Funktionsanalyse.

3.3.1 Ziele und Inhalte der Problem- und Verhaltensanalyse

Ziele der Problem- und Verhaltensanalyse

Problemanalyse. Das Ziel der Problemanalyse besteht darin, zu beschreiben, wodurch das aktuelle psychische Problem entstanden ist (z. B. wird ein Problem auf bestimmte Schlüsselerlebnisse in der Lebensgeschichte oder auf Modelllernen zurückgeführt) und wodurch es aufrechterhalten wird (hier werden die Symptomgewinne beschrieben) sowie – falls mehrere psychische Probleme bestehen – vorhandene Bezüge und Abhängigkeiten der Probleme untereinander aufzuzeigen.

Es gibt mittlerweile unterschiedliche Ansätze zur Problemanalyse, die dementsprechend auch unterschiedliche Schwerpunkte für die spätere Fall- und Behandlungskonzeption setzen.

Verhaltensanalyse. Das Ziel der Verhaltensanalyse (als störungsübergreifendes Verfahren in der VT) ist, die Bedingungen für das Entstehen und Aufrechterhalten von Problemen zu erfassen. Man kann dabei eine vertikale und eine horizontale Verhaltensanalyse unterscheiden. Das Ziel der vertikalen Verhaltensanalyse (auch Plananalyse oder Makroanalyse) ist das Erschließen der übergeordneten Wertvorstellungen, Einstellungen, Ziele, Regeln und Pläne sowie genetischer Faktoren, die eine Prädisposition für das Problem darstellen und es mit beeinflussen.

Ziel der horizontalen Verhaltensanalyse (aufgrund der differenzierten Abbildung von funktionalen Bedingungszusammenhängen in aktuellen Situationen auch Mikroanalyse genannt) ist das Erfassen der auslösenden und aufrechterhaltenden Bedingungen, die aktuell wirksam sind. Diese Zusammenhänge lassen sich z. B. im SORKC-Modell (Kanfer & Saslow, 1969, 1974) abbilden.

PKP-relevante Inhalte der Problem- und Verhaltensanalyse

Problemanalyse. Zum Verständnis der Problematik kann die Problemorientierte Kognitive Psychodiagnostik viel beitragen. In der Problemanalyse stellen die Therapeut*innen dar, wodurch es aus ihrer Sicht zum bestehenden Problem und seinen Symptomen gekommen ist und wodurch sie aufrechterhalten werden. Kognitiv ausgerichtete Therapeut*innen achten dabei besonders auf die von den Klient*innen oft schon sehr früh erlernten Schemata und Konzepte – sei es in Form von bewusstem oder unbewusstem Modelllernen über die Bezugspersonen oder als Ergebnis eigener Erfahrungen. Sind mehrere Probleme vorhanden, wird hier auch beschrieben, in welchem Zusammenhang diese zueinander stehen (z. B. unabhängig voneinander, als parallele Probleme oder bedingt als hierarchische).

Im einfachsten Fall liegt ein singuläres Problem vor. Hier erkennen die Therapeut*innen häufig schon im Erstkontakt, welches der drei Probleme die beklagten Symptome verursacht. Komplizierter wird es, wenn mehrere Probleme vorliegen und der/die Therapeut*in erst begreifen muss, wie sich diese zueinander verhalten:

- Bestehen die Probleme unabhängig voneinander?
- Bedingt das eine Problem das andere?

- Sind die Probleme hierarchisch angeordnet, d. h. bestehen sekundäre oder gar tertiäre Probleme?

Zum Klären dieser Fragen werden horizontale und vertikale Problemanalysen nach PKP-Konzeption vorgenommen (zum Vorgehen s. Abschnitte 3.3.3 und 3.3.4), um ein klares Verständnis von der vorliegenden Problemkonstellation zu erhalten. Danach werden die geäußerten symptomatischen Beschwerden den einzelnen Problemen zugeordnet.

Problemanalyse bei einem singulären Selbstwertproblem
Die Klientin orientiert sich schon früh am vermutlich ebenfalls sozialphobischen Modell der Mutter. Durch das überfürsorgliche Elternhaus wird sie einer altersgemäßen Entwicklung entzogen. In der Schule erlebt sie dadurch erstmalig Zurückweisung durch andere. Sie beginnt, sich mit Gleichaltrigen zu vergleichen und sieht sich immer häufiger in Leistung und sozialer Kompetenz als minderwertig. Über die Jahre entwickelt sie daraus ein tiefgreifendes Selbstwertproblem, das auch durch immer neue Leistungsbeweise in Form von Ausbildungsabschlüssen nicht kompensiert werden kann. Befürchtete Kritik und Ablehnung werden entweder durch ängstlich-zurückhaltendes oder freundlich-zugewandtes, hilfsbereites Verhalten zu vermeiden versucht. Dadurch sind das Verfolgen eigener Ziele und entsprechende Erfolgserlebnisse nicht möglich und der so entstandene Teufelskreis verstärkt das negative Selbstkonzept. Die erfahrenen Trennungen von Partnern werden als weitere Bestätigung für die eigene negative Selbstbeurteilung gewertet. Sozialen Situationen begegnet die Klientin nun zunehmend mit (erneut symptomverstärkendem) Vermeidungsverhalten ($\not{C}^-$) bis hin zum nahezu totalen sozialen Rückzug in den privaten Bereich.

Verhaltensanalyse. Eine Verhaltensanalyse ist kein wesentlicher Bestandteil der PKP. Auch im Bericht an den Gutachter wird inzwischen keine Mikroanalyse nach dem SORKC-Modell (Kanfer & Saslow, 1969, 1974) mehr verbindlich gefordert (vgl. KBV: www.kbv.de/html/27068.php). Für die Leser*innen, die weiterhin Verhaltensanalysen verwenden möchten, werden diese in den Fallbeispielen in Teil II dieses Buchs dargestellt. Hierbei analysieren die Therapeut*innen folgenden Zusammenhang: Wie lauten die vorausgehenden Bedingungen in Form der Situations- (S) oder Organismus-Variablen (O), die zur Reaktion (R) auf den vier Ebenen „Motorik", „Emotion", „Kognition" und „Physiologie" führen und durch welche nachfolgenden Bedingungen in Form der

Kontingenz (K) sowie der kurz- und langfristigen Konsequenzen (C) wird diese Reaktion belohnt oder negativ verstärkt? (Genauer s. z. B. Sulz, 2006.)

Verhaltensanalyse (Mikroanalyse) nach dem SORKC-Modell

Funktions- und Bedingungsanalyse einer symptomatischen Reaktion:

S:	Klientin sitzt mit ihren Kindern in einem Eiskaffee.
O:	Adipositas
$R_{kognitiv}$:	„Ich würde mir gern einen Kaffee holen, aber dazu muss ich aufstehen und an den anderen Tischen vorbeigehen. Die Leute könnten mich sehen und denken: ‚Was will denn die Dicke hier? Die sieht ja unmöglich aus!' Alle könnten mich auslachen. Das wäre furchtbar.
$R_{physiologisch}$:	Erregungsanstieg, Schwitzen, Erröten
$R_{emotional}$:	Angst
$R_{motorisch}$:	Ich bleibe sitzen.
K:	regelmäßig, intrinsisch
$C_{kurzfristig}$:	$\not{C}^{-}$: Vermeiden von Angst vor Fremdabwertung
$C_{langfristig}$:	C^{-}: Verstärktes Selbstabwerten, Stabilisieren des Ist-Zustands

Relevanz der Problemanalyse

Die Relevanz einer schlüssig abgeleiteten Problemanalyse kann für den Therapieerfolg nicht überschätzt werden. Ein umfassendes, mit den Klient*innen erarbeitetes Problemverständnis stützt nicht nur deren Kompetenzzuschreibung an die Therapeut*innen, es dient auch dem Stärken einer vertrauensvollen Therapeut*in-Klient*in-Beziehung. Hauptsächlich jedoch hilft es den Therapeut*innen beim Auswählen einer geeigneten Behandlungsstrategie und dabei, den „roten Faden" in der Behandlungsphase zu behalten.

Häufig sind Therapiemisserfolge auf mangel- oder fehlerhafte Problemanalysen zurückzuführen, d. h. auf unzureichendes Verständnis von Klient*in und Problem. In solchen Fällen sind die Problemanalysen meist mit irrelevanten Fakten aus der Anamnese überladen, sodass die inhaltliche Logik von Problemerwerb und -persistenz unerklärt bleibt. Unlogische oder nicht nachvollziehbare Analysen weisen darauf hin, dass die Problematik noch nicht in ihren Entstehungsbedingungen und ihrer Funktionalität verstanden wurde.

PKP-Diagnose im Antrag auf Kostenübernahme und im Bericht an den Gutachter

Wie bereits erwähnt, muss die Diagnose bei Therapien im Rahmen der kassenärztlichen Versorgung den gesetzlichen Erfordernissen entsprechend (vgl. KBV: www.kbv.de/html/27068.php) und nach der symptomorientierten, deskriptiven ICD-10-Klassifikation erfolgen. Dies schließt jedoch eine darüber hinausgehende Diagnose nicht aus. Neben der symptomorientierten ICD-Diagnose sollte auch die verursachende, die beklagte Symptomatik hervorrufende und steuernde Problematik benannt werden. Dabei achten die Therapeut*innen darauf, dass ihre Diagnosen nachvollziehbar und schlüssig aus den zuvor dargestellten Daten der berichteten Symptomatik, der lebensgeschichtlichen Entwicklung der Klient*innen, den psychischen Befunden sowie den Verhaltens- und Problemanalysen hergeleitet sind.

3.3.2 *Leitfaden für die Problemanalyse*

Aufgrund der in der Anamnese und Exploration erhobenen Daten und Zusammenhänge erarbeiten die Therapeut*innen ihr Problemverständnis. Dazu gehen sie chronologisch wie folgt vor:

1) Welches Problem wurde diagnostiziert? Welche Symptome werden beklagt?

Falls mehrere Probleme vorliegen:

2) Zuordnen der genannten Symptome zu den einzelnen Problemen, um deren „Problemkosten“ besser beschreiben zu können.
3) a: Horizontale Analyse: Den Bezug der Probleme zueinander anhand der Zeitschiene herstellen und vorhandene Abhängigkeiten beschreiben (zum Vorgehen s. Abschnitt 3.3.3).
   b: Vertikale Analyse: Sekundäre, tertiäre etc. Probleme und ihre Bedingtheit beschreiben (zum Vorgehen s. Abschnitt 3.3.4).
4) Mikroanalyse: Typische Reaktionsmuster anhand von SORKC-Modellen für die einzelnen Probleme beschreiben.

3.3.3 Horizontale Analyse: singuläre und parallele Probleme

In der horizontalen Problemanalyse orientieren sich die Therapeut*innen an der zeitlichen Entwicklung der Problementstehung. Liegt nur ein einzelnes Problem vor, erübrigt sich eine weitere Analyse. Sind mehrere Probleme involviert, können diese auf der „Zeitschiene" beschrieben werden und es kann dargestellt werden, ob bzw. inwieweit sie unabhängig parallel zueinander bestehen oder ob sie sich nacheinander entwickelt haben. So kann ein*e Klient*in beispielsweise ein Selbstwertproblem und ein existentielles Problem zeitgleich oder nacheinander ausbilden.

Bei Problemen, die zeitlich nachfolgend entstanden sind, wird in einem weiteren Schritt geprüft, ob das zeitlich nachfolgende Problem durch das vorangegangene bedingt oder getriggert worden ist oder ob beide Probleme unabhängig voneinander bestehen.

Betrachten wir die unterschiedlichen Möglichkeiten an einigen Fallbeispielen (vgl. Stavemann, 2012).

Zwei parallel verlaufende Probleme

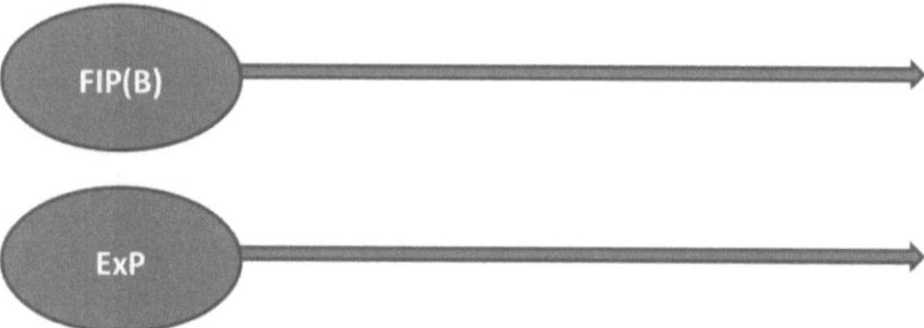

Abbildung 3.1: *Zwei parallel verlaufende Probleme*

Die Klientin (33 Jahre, Apothekenhelferin, ledig) klagt einerseits über soziale Ängste und über ihre Unfähigkeit, einen Partner zu finden, weil sie aus Angst vor Ablehnung alle Situationen meide, in denen sie jemanden kennenlernen könne. Auch mit ihrer Arbeitssituation sei sie zunehmend unzufrieden, da sie es aus Furcht vor Ablehnung nicht schaffe, sich abzugrenzen und unangemessene Forderungen ihrer Vorgesetzten und Kolleg*innen abzuschlagen. So lasse sie sich – beruflich wie privat – immer wieder ausnutzen. Andererseits leide sie sehr unter ihrer „Entscheidungsunfähigkeit". Das sei schon immer so gewesen, privat und beruflich: Egal, was gerade ansteht, sie könne sich vor lauter Abwägen selten zu etwas durchringen, denn irgendwie muss man immer auf etwas verzichten oder es wird gleich aufwendiger oder teurer oder etwas anderes fehlt dann. Habe sie sich doch einmal zu etwas entschieden, sei sie auch nicht zufrieden damit, weil es nie optimal war. Oder der Zug sei dann bereits abgefahren, weil sie sich zu spät entschieden habe. Dauernd sorge sie sich, nicht die optimale Lösung zu finden und es später eventuell bereuen zu müssen. Sie komme sich wie gelähmt vor. Sie wolle nun endlich herausfinden, was sie wirklich möchte.

Diagnose. Die Klientin leidet unter einem Selbstwertproblem (symptomatisch: F40.1G ICD-10 [soziale Phobien]) und unter einem Frustrationsintoleranzproblem (symptomatisch: F98.9G [nicht näher bezeichnete Verhaltens- oder emotionale Störungen mit Beginn in der Kindheit und Jugend]).

Behandlungsstrategie. Hierbei handelt es sich um zwei unabhängig voneinander entstandene Probleme, die auch unabhängig voneinander zu behandeln sind. Begonnen wird mit dem Problem, das den größten Leidensdruck verursacht. Hier ist auch die Veränderungsmotivation in der Regel am höchsten.

Zwei parallel verlaufende Probleme

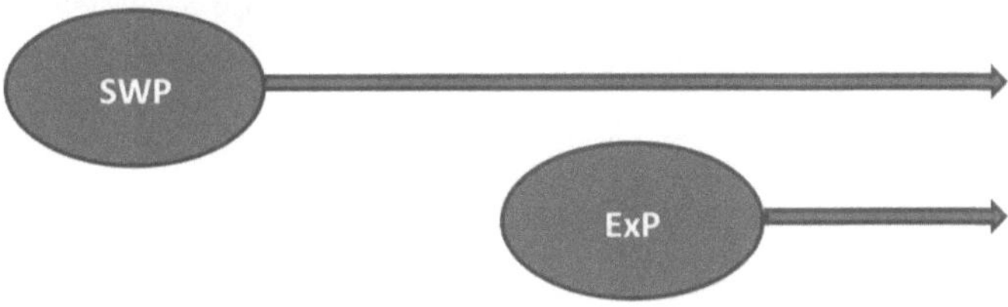

Abbildung 3.2: *Ein SWP verläuft parallel zu einem später entstandenen ExP*

Der Klient (44 Jahre, verheiratet, 1 Kind, seit 15 Monaten arbeitsunfähig) kommt in die Praxis und klagt über zum Teil panische Ängste in Gegenwart fremder Menschen (Wochenmarkt, Bus, Kaufhaus, Kino). Er befürchte dann, die Kontrolle zu verlieren (zu zittern, umzukippen, zu lallen) und anderen dadurch unangenehm aufzufallen. Er wage sich auch nicht mehr auf die Autobahn, in den Lift, in die U-Bahn oder an andere Orte, die er nicht jederzeit verlassen könne. Am liebsten bleibe er einfach zu Hause.

Neuerdings komme eine weitere Angst dazu: Seit einigen Monaten befürchte er, einen Herzinfarkt zu erleiden und daran zu versterben. Dies habe begonnen, als er eines Tages eine Kiste Mineralwasser aus dem Auto in die Wohnung getragen habe. Plötzlich habe er heftige Herzstiche gespürt. Er habe beinahe die Kiste fallen lassen und sich sofort von seiner Frau in die nächste Notfall-Ambulanz fahren lassen. Dort sei zwar nichts festgestellt worden, aber er habe sich daraufhin vermehrt gefragt, ob es nicht ein Zeichen für einen nahenden Herzinfarkt sei, wenn er sich aufrege, Herzklopfen oder einen Druck auf der Brust spüre. Inzwischen sei er immer öfter davon überzeugt.

Diagnose. Der Klient leidet unter einem Selbstwertproblem (symptomatisch: F40.01G ICD-10 [Agoraphobie mit Panikstörung]). Dazu kommt ein existentielles Problem (symptomatisch: F45.30 [somatoforme autonome Funktionsstörung des kardiovaskulären Systems]).

Behandlungsstrategie. Die hier beschriebenen Probleme sind zwar nachfolgend entstanden, sie bedingen sich jedoch nicht und können unabhängig voneinander behandelt werden. Es empfiehlt sich in diesem Fall jedoch, mit dem ExP zu beginnen. Da das Bearbeiten des SWP zu erhöhten Erregungsniveaus führen wird, könnte dies die existenziellen Befürchtungen vor einem Herzinfarkt triggern und zu Vermeidungsverhalten oder sogar einem Therapieabbruch führen.

Zwei parallel verlaufende Probleme; das zweite Problem ist durch Konsequenzen des ersten bedingt

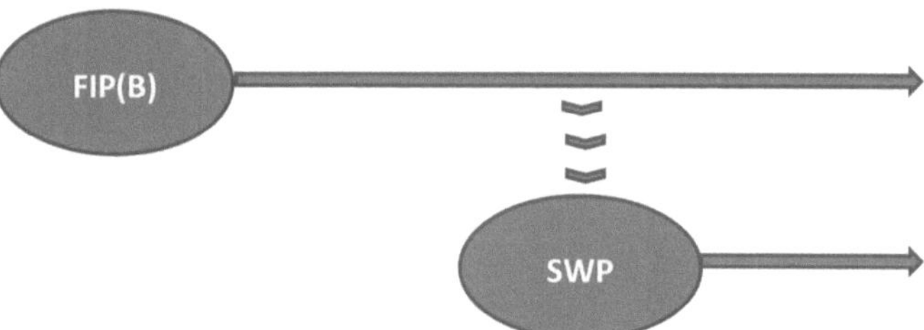

Abbildung 3.3: *Zwei parallel verlaufende Probleme; das zweite Problem ist durch Konsequenzen des ersten bedingt*

Der Klient (38 Jahre, Single, kaufmännischer Angestellter, adipös) kommt wegen seiner Depressionen in die Therapie. Seit Wochen sei er wieder in eine Phase extremer Niedergeschlagenheit „gerutscht". Wieder habe ihn eine Freundin verlassen. Er sei auch wirklich ein Versager, er könne nichts, sei unattraktiv, besitze nichts und könne finanziell keine großen Sprünge machen. So habe er mit der Freundin auch nicht in den Urlaub fahren wollen, um nicht auf zu vieles andere verzichten zu müssen. Das habe sie dann zum Anlass genommen, ihn zu verlassen.
Die Exploration ergibt, dass der Klient schon vieles in seinem Leben begonnen und nicht zu Ende geführt hat: Studiengänge, Berufsausbildungen, Beziehungen, Sport- und Freizeitziele. Immer wenn es schwierig oder lästig geworden ist, habe er „die Kurve gekratzt". Er habe auch irgendwie nicht die Energie, das zu ändern oder zu ertragen.
Diagnose. Der Klient leidet unter einem FIP vom Prokrastinations-Typus (symptomatisch: F98.9 mit E66 [nicht näher bezeichnete Verhaltens- oder emotionale Störungen mit Beginn in der Kindheit und Jugend mit Adipositas]).
Die ökonomischen, sozialen und körperlichen Konsequenzen aus seinem Kurzfrist-Hedonismus führen ihn in eine Lage, die im Vergleich zu anderen Gleichaltrigen ungünstig ist. Seit er nun Selbstbewertungsmaßstäbe anlegt, mit denen er seinen Wert pauschal vom bisher Erreichten abhängig macht, leidet er auch unter einem Selbstwertproblem. Aufgrund seiner ungünstigen Prognose („Das schaff' ich nie!") führte dies zu wiederholten depressiven Episoden: SWP (symptomatisch: F33.1G [rezidivierende depressive Störung, gegenwärtig mittelgradige Episode]).
Behandlungsstrategie. In diesem Beispiel führen die Konsequenzen aus dem symptomatischen Verhalten des FIP(B) zum Ausprägen des SWP. In solchen Fällen prüft man, ob nach der erfolgreichen Therapie des ersten Problems das Bearbeiten des zweiten gegebenenfalls obsolet ist, weil es nicht mehr getriggert wird.

Im geschilderten Beispiel wird daher zunächst das FIP(B) bearbeitet. Danach wird geprüft, ob zusätzlich noch das SWP zu bearbeiten ist oder ob sich dieses nach dem erfolgreichen Bearbeiten des FIP(B) „erledigt" hat.

Drei parallel verlaufende Probleme

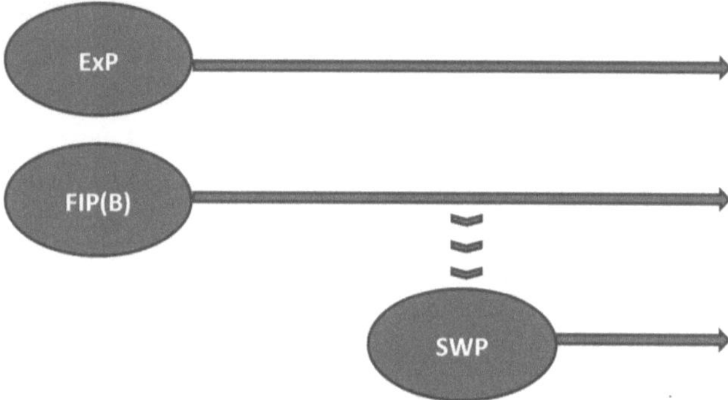

Abbildung 3.4: *Drei parallel verlaufende Probleme*

Die Klientin kommt wegen unterschiedlicher Themen in die Therapie. Zum einen klagt sie über ihre momentane soziale und ökonomische Situation, die sie kaum noch aushalte und die sie immer depressiver werden lasse, zum anderen habe sie einen riesigen Minderwertigkeitskomplex, der sie immer mehr in die soziale Isolation treibe. Zudem fürchte sie sich vor Infektionen, tödlichen Krankheiten und Unfällen. Das führe zu zwanghaften Reinigungsritualen und dazu, dass sie das Haus nicht mehr angstfrei verlassen könne. Die weitere Exploration ergibt,

1. dass die momentan beklagten Lebensumstände das Resultat eines langjährig gepflegten Kurzfrist-Hedonismus sind. Die zuvor dominierende Unzufriedenheit ist nun durch eine depressive Symptomatik ersetzt worden, da die Klientin inzwischen die Hoffnung verloren hat, dass „es sich ändern werde".
2. dass die Klientin ihre Minderwertigkeit mit ihrem momentanen Status begründet (der das Ergebnis ihres FIP[B] ist).
3. Das ExP besteht bereits seit mindestens sieben Jahren. Es ist älter als das SWP. Eine Verbindung zum FIP ist nicht erkennbar.

Diagnose. Die Klientin hat sich durch ihr langjähriges FIP vom Prokrastinations-Typus in eine Situation gebracht, in der sie die ökonomischen und sozialen Konsequenzen ihres Kurzfrist-Hedonismus inzwischen als für sich unbeeinflussbar und hoffnungslos ansieht. Diese Sicht führt zu wiederholten depressiven Episoden (symptomatisch: F33.1G [rezidivierende depressive Störung, gegenwärtig mittelgradige Episode], F98.9 [nicht näher bezeichnete Verhaltens- oder emotionale Störungen mit Beginn in der Kindheit und Jugend]).

Seit sie die Konsequenzen ihres FIP(B) zum Anlass für pauschales Selbstabwerten nimmt, leidet sie zusätzlich unter einem SWP (symptomatisch: F40.1G ICD-10 [soziale Phobien]).
Unabhängig davon leidet die Klientin unter einem ExP (symptomatisch: F40.0 [Agoraphobie] und F42.1 [Wasch- und Putzzwang]).
Behandlungsstrategie. In diesem Fall wird mit dem für die Klientin subjektiv wichtigsten, am meisten einschränkenden Problem begonnen: Dem FIP(B) oder dem ExP. (Ausnahme: Ist das FIP[B] so massiv, dass die Klientin eine Therapie des ExP nicht durchstehen würde, ohne vorher einen Aufbau ihrer Frustrationstoleranz zu erreichen, wird mit dem Bearbeiten des FIP[B] begonnen.)

Nach der Therapie des FIP(B) wird entschieden, ob das SWP weiterhin besteht und ebenfalls therapiert werden muss, oder ob es sich durch die veränderten Lebensumstände (nach der erfolgreichen Therapie des FIP[B]) für die Klientin „erledigt" hat.

Drei parallel ablaufende Probleme; das dritte ist durch die Konsequenzen der ersten beiden bedingt

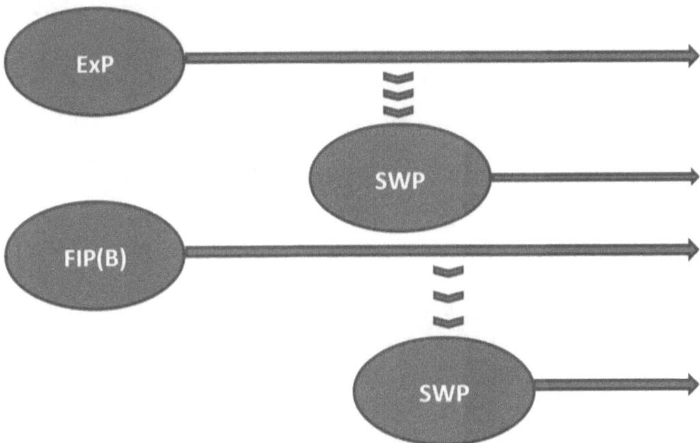

Abbildung 3.5: *Drei parallel ablaufende Probleme; das dritte ist durch die Konsequenzen der ersten beiden bedingt.*

Der Klient (35 Jahre, ungelernt, langzeitarbeitslos, auffällig ungepflegtes Erscheinungsbild) erscheint völlig deprimiert. Im Erstkontakt beklagt er, dass er ein absoluter „Schisser" sei, der zudem auch sonst wirklich „nichts geregelt" kriege. Er sei wirklich der letzte Heuler, für niemanden interessant, sozial total isoliert, einsam.

Tagsüber schlafe er meist, da er abends und nachts (auch mit Unbekannten) Internetspiele spiele oder sich in speziellen Chatrooms aufhalte. Die letzten beiden Termine mit dem Berater der Arbeitsagentur habe er deswegen verschlafen. Nun werde ihm das Arbeitslosengeld II gekürzt. Er habe doch ohnehin schon so wenig. Es sei alles so ungerecht und hoffnungslos.
Die weitere Exploration ergibt folgendes Bild:

1) Der Klient hat bisher extrem kurzfrist-hedonistisch gelebt und nichts begonnen, worauf er keine Lust hatte bzw. alles abgebrochen, sobald es ihm lästig war. Er besitzt weder eine abgeschlossene Schul- oder Berufsausbildung noch einen Führerschein oder einen Freundeskreis.
2) Im Vergleich mit anderen erlebt sich der Klient aufgrund seiner momentanen Lebenssituation (d. h. wegen den Konsequenzen seines langjährigen FIP) als minderwertig.
3) Hinter der „Schisser"-Zuschreibung verbirgt sich die Angst des Klienten, mit anderen Menschen in Kontakt zu treten. Erst nach einigem Zögern gibt er an, homosexuell zu sein (ohne dies bisher jemals ausgelebt zu haben) und panische Angst vor einer AIDS-Infektion zu haben. So möge er anderen noch nicht einmal die Hand geben, auf fremde Toiletten gehen oder sich dort bewegen, wo Menschen eng zusammenstehen – sei es im Kino, in der U-Bahn oder beim Einkaufen. Man könne sich so einen Virus ja schließlich überall holen. Seine homosexuellen Fantasien lebe er in den Chatrooms aus.
4) Der Klient sieht sich als minderwertig an, weil er keine Freunde und Sexualpartner habe, wie er das bei anderen Chatteilnehmern als selbstverständlich beobachte.

Diagnose. Es liegen zwei parallele Problemketten vor:

1) Das jahrzehntealte FIP(B) des Klienten führt zu den beklagten ökonomischen, sozialen und körperlichen Konsequenzen aus seinem Kurzfrist-Hedonismus (symptomatisch: F33.2G [rezidivierende depressive Störung, gegenwärtig schwere Episode], F98.9 [nicht näher bezeichnete Verhaltens- oder emotionale Störungen mit Beginn in der Kindheit und Jugend]). Diese wiederum führen ihn in eine Lage, deren Verändern ihm aufgrund seiner bisher erlebten, unzureichenden Selbsteffizienzerwartung hoffnungslos erscheint. Da der Klient seinen Wert pauschal vom bisher Erreichten abhängig macht, leidet er nun auch unter einem Selbstwertproblem (symptomatisch: F40.1G [soziale Phobien]).

2) Auch das ExP ist bereits über zehn Jahre alt (symptomatisch: F40.2 [spezifische Phobien, hier: Angst vor HIV-Ansteckung durch Kontaktübertragung]). Die Konsequenzen daraus (sozialer Rückzug, Vereinsamung) benutzt der Klient als Begründung für ein weiteres Selbstabwerten (symptomatisch: F40.1G [soziale Phobien]) (SWP). Da er für die als realistisch erlebte AIDS-Bedrohung keine Lösung sieht, reagiert er darauf zunehmend depressiv (symptomatisch: F33.2G [rezidivierende depressive Störung, gegenwärtig schwere Episode]).

Behandlungsstrategie. Prinzipiell würde mit dem subjektiv am meisten belastenden Problem begonnen, hier also entweder mit dem FIP(B) oder dem ExP.
Wegen des ausgeprägten FIP(B) ist die Prognose in diesem Fall sehr ungünstig. In einer Probetherapie, in der die Veränderungsmotivation des Klienten geprüft wird, soll daher mit dem FIP(B) begonnen werden. Würde dies nicht erfolgreich behandelt, bräche der Klient die Therapie des ExP vermutlich sofort ab, sobald es für ihn unangenehm wird.

3.3.4 Vertikale Analyse: Hierarchische Probleme

In der vertikalen Problemanalyse wird geprüft, inwieweit es sich bei einem Teil der diagnostizierten Probleme um übergeordnete oder „hierarchische" Probleme handelt, d. h. um sekundäre, tertiäre, ... oder um Probleme zweiter, dritter, ... Ordnung.

Hierarchische Probleme entstehen, wenn jemand ein neues emotionales Problem infolge eines bereits bestehenden entwickelt. Dies kann aufgrund der emotionalen Reaktion geschehen („Ich darf nicht so ängstlich sein, weil das peinlich/gefährlich/lästig ist!") oder wegen der physiologischen Begleitsymptome der emotionalen Reaktion („Ich finde es peinlich, wenn ich in meinem Alter noch erröte!") oder auch wegen der anschließenden Verhaltensreaktion („Ich bin auch zu blöd, nun habe ich aus Angst schon wieder nachgegeben!").

Kennzeichnend für ein hierarchisches Problem ist also, dass davon Betroffene glauben, es dürfte nicht vorhanden sein, weil sie es für zu peinlich, lebensgefährlich, falsch oder lästig halten. Dementsprechend kann ein hierarchisches Problem als FIP(A), FIP(B), SWP oder ExP auftreten.

Aufgrund ihrer Konzepte im hierarchischen Problem brechen Klient*innen die Arbeit am untergeordneten Problem häufig ab, weil sie sich dafür schämen, sich um ihr Überleben sorgen oder weil sie dessen Vorhandensein nicht akzeptieren wollen. Sie meiden dann Situationen, in denen sie beim Bearbeiten ihres primären Problems beobachtet werden könnten. Daher beginnen die Therapeut*innen bei übergeordneten Problemen in der Regel zunächst mit dem am höchsten angeordneten. Dies geschieht mit dem Ziel, dass Klient*innen mit starkem Selbstärger zunächst den Ist-Zustand akzeptieren lernen (z. B.: „Leider reagiere ich momentan noch so"), um sich so selbst „zu gestatten", an dem bisher nicht akzeptierten Problem offen arbeiten zu dürfen. Andere müssen erst ihr hierarchisches SWP (z. B. die Scham wegen eines primären SWP, ExP oder FIP) abbauen respektive ihre Todesangst bei einem hierarchischen ExP, damit sie ihr untergeordnetes Problem bearbeiten können.

Bleiben hierarchische Probleme unerkannt, führt dies regelmäßig zu Therapieabbrüchen oder -misserfolgen (vgl. Stavemann, 2023).

Nachfolgend sind die häufigsten sekundären emotionalen Probleme dargestellt:

- Angst vor Angst, Ärger oder Aufregung
- Angst vor körperlichen Begleitsymptomen einer Emotion
- Scham wegen Angst, Scham oder Deprimiertheit
- Deprimiertheit wegen Deprimiertheit oder Angst
- Selbstärger wegen Scham, Ärger oder Angst.

Insbesondere bei zunehmendem Problemalter treten auch Probleme dritter oder gar vierter Ordnung auf. Die Konstellationen sind dabei allerdings so vielfältig, dass an dieser Stelle nicht alle Möglichkeiten angeführt werden können. An der Behandlungsstrategie ändert sich dadurch jedoch nichts: Die Therapeut*innen beginnen mit dem Bearbeiten des Problems, das hierarchisch am höchsten angesiedelt ist und arbeiten sich danach sukzessive in der Hierarchie hinab.

Differentialdiagnose: Paralleles Problem und hierarchisches Problem

Um parallele Probleme, bei denen das zweite Problem durch Konsequenzen des ersten getriggert wird, leichter von hierarchischen Problemen unterscheiden zu können, betrachten wir das Fallbeispiel auf S. 48f.: Hier liegen zwei parallele Probleme vor. Das zweite Problem wird durch die Konsequenzen des ersten getriggert, denn der Klient nimmt die ökonomischen, sozialen und körperlichen Konsequenzen seines Kurzfrist-Hedonismus als typische Symptomatik seines FIP zum Anlass für ein pauschales Selbstabwerten. Dadurch entsteht das neue SWP. Er schämt sich für die offensichtlichen Auswirkungen seines FIP, nicht für sein FIP selbst.

Läge ein hierarchisches SWP vor, würde er sich dafür schämen, dass er eine so geringe Frustrationstoleranz besitzt, so träge und schlapp vor sich hin lebt.

Betrachten wir nun beispielhaft ein sekundäres und ein tertiäres hierarchisches Problem (vgl. Stavemann, 2012).

Ein SWP mit einem hierarchischen SWP

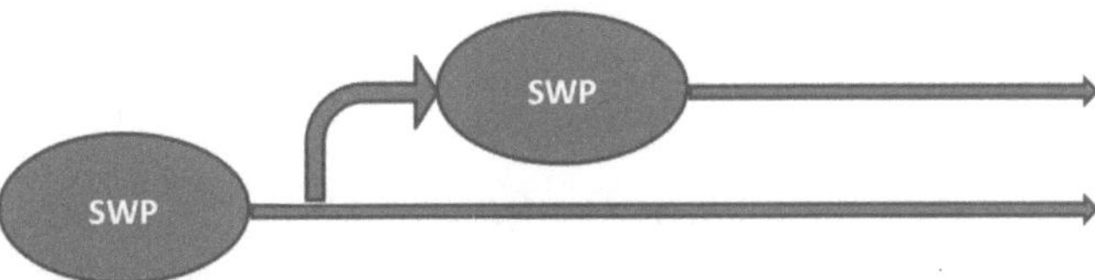

Abbildung 3.6: *Ein SWP mit einem hierarchischen SWP*

Der Klient (Single, 20 Jahre, drittes Lehrjahr) kommt angeblich nicht aufgrund eines emotionalen Problems. Womit er sich plage, sei sein ständiges Erröten (die physiologischen Begleitsymptome eines Erregungsanstiegs). Es sei ihm entsetzlich peinlich, wenn andere merken, wie unsicher er immer noch ist.
Die Exploration ergibt, dass der Klient schon seit seiner frühen Pubertät wegen eines Selbstwertproblems sozialphobisch reagiert. Kann er den gefürchteten sozialen Situationen nicht ausweichen, reagiert er mit Erregungsanstieg und den entsprechenden physiologischen Symptomen seiner Angst – in seinem Fall: Erröten. Nachdem er mehrfach deswegen gehänselt wurde – auch in Gegenwart gleichaltriger Frauen, verbietet er sich solche „Schwäche". Wenn er schon unsicher ist, möge das doch bitte niemand merken! Er schämt sich nun für die „unkontrollierten" Reaktionen, anhand derer andere erkennen, wie unsicher er ist, und wertet sich dann dafür ab („Ich finde es zu peinlich, wenn andere merken, dass ich immer noch so selbstunsicher bin!").

Diagnose.

- SWP mit F40.1G (soziale Phobien) und
- sekundäres SWP mit F40.1G (soziale Phobien)

Behandlungsstrategie. Obwohl die SWP-Diagnose auf beiden Ebenen identisch ist, ist hier die Bedingtheit der einzelnen Probleme zu beachten. Zunächst wird das hierarchische SWP bearbeitet, um die Akzeptanz des SWP erster Ordnung zu erreichen („Leider erröte ich bei Aufregung oder Angst. Aber so ist es nun mal. Mit meinem Wert hat das nichts zu tun, der ist ohnehin nicht sinnvoll pauschal zu bestimmen."). Erst danach wird auch dieses Problem für das therapeutische Bearbeiten zugängig, denn in der Regel stellte der Klient das Bearbeiten seines primären SWP durch In-vivo-Übungen sofort ein, sobald er merkte, dass ihm dies nicht ohne für andere offensichtlichen Erregungsanstieg und Erröten möglich ist.

Ein SWP mit sekundärem SWP und tertiärem ExP

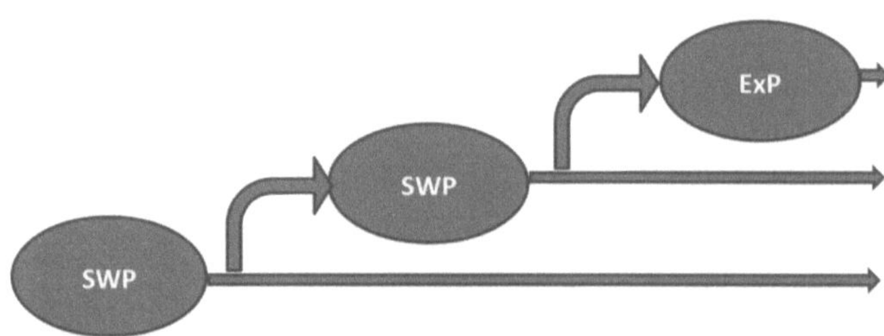

Abbildung 3.7: *Ein tertiäres hierarchisches Problem; das ExP dritter Ordnung bezieht sich auf das SWP zweiter Ordnung, das SWP zweiter Ordnung bezieht sich auf das SWP erster Ordnung*

Der Klient (25 Jahre alt, zurzeit arbeitslos „wegen meiner Panikattacken", seit zwei Jahren verlobt) berichtet, seit seiner Kindheit sehr ängstlich darauf bedacht zu sein, es anderen recht zu machen, um nur ja nicht abgelehnt zu werden. Dieses Problem habe sich während der Adoleszenz noch verstärkt und sei bis heute extrem einschränkend. Er traue sich kaum unter unbekannte Menschen und würde schon seit Jahren keine öffentlichen Verkehrsmittel mehr nutzen, weil er sich dort ausgeliefert vorkomme, da er sie nicht jederzeit verlassen könne.
Seitdem er vor vier Jahren kurz nacheinander starke Angstzustände in Bus und Bahn erlebt habe, weil er befürchtete, unangenehm aufzufallen und deswegen abgelehnt zu werden, habe er nun eine zusätzliche Bedrohung erkannt: Die anderen könnten seine Nervosität anhand seines blassen Gesichts und seiner Fahrigkeit wahrnehmen, ihn dafür auslachen und verachten. Er sei so förmlich in eine Angstspirale geraten und habe dabei äußerst unangenehme Körpersymptome erlebt (Zittern, Schwitzen, Herzrasen, Schwindelempfinden).
Seit er sich bewusst sei, dass man auch als junger Mensch an einem Herzinfarkt sterben könne, glaube er zunehmend, dass diese Erregungssymptome Anzeichen

eines nahenden Infarkts seien. Er befürchte zu sterben und werde fast wahnsinnig vor Angst.
Die weitere Exploration ergibt:
Der Klient hat in seiner Leidensgeschichte zum ersten Problem, einem SWP (symptomatisch: F40.1G, F40.00G [soziale Phobien, Agoraphobie]), verschiedene Situationen durchlebt, die mit extrem hohen Erregungsniveaus einhergingen. Meist handelte es sich dabei emotional um Angst und konzeptionell um die Befürchtung, durch Ablehnung von anderen an Wert zu verlieren.
Irgendwann beginnt er, ein weiteres emotionales Problem, ein weiteres SWP wegen seines vorhandenen SWP aufzubauen (Problem zweiter Ordnung): Er fürchtet nun, dass andere merken, dass er so unsicher und ängstlich ist. Wenn andere entdeckten, dass er noch so ist, wie er ist, wäre ihm das extrem peinlich, weil er glaubt, dafür abgelehnt zu werden und deshalb an Wert zu verlieren. Dies führt beim zweiten SWP zu verstärktem Angsterleben und den damit verbundenen physiologischen Reaktionen (symptomatisch: F40.01G [Agoraphobie mit Panikstörung]).
Schließlich lernt der Klient, die physiologischen Begleitsymptome der Angst ebenso zu fürchten wie die sozialen Situationen. Seine Erregungssymptome deutet er nun als Gefahrensignale für einen nahenden Infarkt und fürchtet panisch um sein Überleben (Problem dritter Ordnung: ExP (symptomatisch: F41.0G [Panikstörung]).

Diagnose.

- Primäres Problem: SWP mit F40.1G und F40.00G
- Sekundäres Problem: SWP mit F40.01G
- Tertiäres Problem: ExP mit F41.0G

Behandlungsstrategie. Die Therapeut*innen beginnen mit der Therapie des tertiären Problems, denn zunächst geht es darum, dass der Klient lernt, die physiologischen Symptome seines Erregungsanstiegs nicht mehr als Gefahrensignale für eine lebensbedrohende Situation zu deuten. Dazu reflektieren sie mit dem Klienten dessen Fordern nach Sicherheit und Kontrolle mit Hilfe eines explikativen Sokratischen Dialogs mit dem Ziel, dies als „unerreichbar“ aufzugeben. Zusätzlich wird ein funktionaler Sokratischer Dialog genutzt, um ein Reattribuieren des Erregungsanstiegs von „Gefahr“ zu „lebenserhaltend“ zu bewirken (zum Vorgehen s. z. B. Stavemann, 2015, S. 294ff.).
Danach behandelt er das sekundäre Problem (das SWP wegen eines vorhandenen SWP). Hier geht es darum, dass der Klient akzeptieren lernt, dass er leider zurzeit

noch genau dort steht, wo er steht, dass er also agoraphobisch reagiert und dass andere seinen Erregungsanstieg auch wahrnehmen können. Zudem erarbeitet er die Erkenntnis, dass es keinen sinnvollen Grund gibt, dies mit seinem Selbstwert zu verknüpfen und sich dafür abzuwerten.
Erst jetzt, nachdem die behindernden hierarchischen Probleme bearbeitet sind, wird das ursprüngliche SWP bearbeitet. Hätte man dies zuerst getan, bräche der Klient die Therapie vermutlich spätestens dann ab, wenn er bei seinen In-vivo-Übungen Anzeichen seines SWP zeigt oder wenn er sich dermaßen in Erregung versetzt, dass er deswegen eine „existentielle Bedrohung" vermutet.

3.3.5 Parallele und hierarchische Probleme gemischt

Gerade bei bereits lang andauernden und sehr komplexen Problemkonstellationen können auch parallele und hierarchische Probleme unterschiedlicher Ordnung gemischt auftreten. Nachfolgend sind beispielhaft einige mögliche Konstellationen aufgeführt. Beschäftigen wir uns zuvor jedoch noch mit einer wesentlichen Frage:

Wodurch entstehen die kognitiven Muster bei nachfolgenden oder bei hierarchischen Problemen?
Wir haben in den Abschnitten 3.1 und 3.2 an diversen Beispielen gesehen, wie sich Klient*innen bei nachfolgenden parallelen Problemen (die auf den Ergebnissen eines vorangegangenen Problems basieren) sowie bei hierarchischen Problemen (die wegen eines bestehenden Problems entstehen) neue Probleme schaffen können. Dabei ist die Frage noch unbeantwortet, woher die dazu nötigen Konzepte kommen:

- Wurden sie bereits früher erworben?
- Wurden sie nachträglich erlernt?

Beides wäre prinzipiell möglich.

„Schlafende" Konzepte. Jemand könnte die für das „neue" Problem nötigen Konzepte bereits früh erlernt und schon lange verinnerlicht haben, ohne dass diese bisher als belastend erlebt wurden. So kann beispielsweise jemand mit einem FIP über lange Zeit unauffällig auch ein bestimmtes Selbstwertkonzept verinnerlicht haben. Dieses wird aber erst dann als Problem empfunden (und damit zum SWP), wenn man die dazu notwendigen „Maßstäbe und Bedingungen" für die Selbstwertschöpfung nicht mehr erfüllt. In solchen Fällen handelt es sich um ein „schlafendes" paralleles Konzept, dass erst zu einem späteren Zeitpunkt als nachfolgendes oder hierarchisches Problem aktiviert wird.

Für einen solchen Fall steht das nachfolgende Beispiel, in dem ein SWP erst dann deutlich auftritt, nachdem das vorhandene FIP zu den dafür nötigen Auslösesituationen führt:

Der Klient (32 Jahre, Industriekaufmann) berichtet, dass er in einem „depressiven Loch" sei, seit seine Partnerin sich von ihm getrennt habe. Es sei mittlerweile die dritte Frau, die sich von ihm getrennt habe. Er könne dies nicht verstehen, schließlich sei er eine „gute Partie". Alle hätten sich darüber beklagt, dass er im Haushalt alles ihnen überlasse, sich nicht genug für ihre Belange interessiere. Er verstehe dies nicht, da er nach der Arbeit schließlich erschöpft sei und sich ausruhen müsse. Und am Wochenende wolle er auch mal sein Leben genießen. Da hätten sie auch gemeinsam Zeit verbracht, aber das sei ihnen nie genug gewesen. Zudem seien ihnen seine ständige Nörgelei auf die Nerven gegangen.
Der Klient beschreibt, in guter familiärer Atmosphäre mit viel Unterstützung seitens der Eltern aufgewachsen zu sein. Die Mutter habe sich um den Haushalt und seine Belange gekümmert, ihn zu seinen Freizeitaktivitäten gefahren und wieder abgeholt. Da habe er auch nichts tun müssen. Zudem hätte er es der Mutter nie recht machen können. Schon deswegen habe er sich manchmal für wertlos gehalten. Sein Vater habe sich daher auch lieber nicht eingemischt. Er sei ein erfolgreicher Anwalt und habe dem Klienten alles ermöglicht, was er sich als Kind und Jugendlicher gewünscht habe. Er habe ihm eine gute Kindheit bieten wollen, ohne große Belastungen und Anstrengungen.
Die schulischen Anforderungen habe der Klient ohne viel Mühe geschafft. Sicherlich hätte er besser sein können, aber zum Lernen habe er dann doch keinen Antrieb gehabt, sondern lieber am Computer gesurft oder sich mit Freunden getroffen. Zum Abitur hätten ihn die Eltern gedrängt. Er habe das dann auch mit viel Nachhilfe irgendwie geschafft. Er habe alles mehr oder weniger vor sich hergeschoben und dann auf den letzten Drücker gelernt. Ein Studium habe er nicht beginnen wollen, lieber gleich Geld verdienen. In der Firma sei es allerdings auch schwierig, da seine Kolleg*innen einen Arbeitsstil hätten, den er nicht nachvollziehen könne. Sie würden aber auch nicht auf ihn hören und wüssten alles besser. Er sei ziemlich unzufrieden damit, habe immer mal wieder eine schlaflose Nacht und grüble. Der Freundeskreis

sei klein, da er nur mit wenigen Menschen Gemeinsamkeiten finde. In keinem Lebensbereich sei er zufrieden.
Seit der letzten Trennung denke er nun auch selbst, dass er nichts auf die Reihe bekomme und ein wertloser Versager sei.

Neu erworbene Konzepte. Die für den Aufbau neuer Probleme notwendigen Konzepte können aber auch später durch neue Peers oder Modelle übernommen oder durch eigene neue Erfahrungen aufgebaut werden. So kann es zu einem neuen nachfolgenden parallelen oder einem hierarchischen Problem kommen.

Tritt dadurch ein neues hierarchisches Problem auf, ist zu vermuten, dass sich das Konzept dieses neuen Problems nicht nur auf das Vorhandensein des primären Problems bezieht, sondern dass es künftig generalisiert und sich auch als neues nachfolgendes paralleles Problem zeigt, wenn die Trigger dafür gegeben sind.

Erläuternd dafür steht das folgende Beispiel:

Die Klientin (20 Jahre, in Ausbildung zur Frisörin) ist im Zuge der Ausbildung vom Heimatdorf in die Stadt gezogen. Sie sei deprimiert, habe keinen Antrieb mehr, habe sich von Freundinnen zurückgezogen, sitze nur noch alleine vor dem Fernseher. Sie grüble über sich und andere, wie toll diese sich anziehen, denke, dass sie nie so gut aussehen und deswegen nie so ein wertvoller Mensch sein werde. Im Frisörsalon und in der Schule höre sie nur, wie toll der oder die wieder aussehe und dass das doch tolle Menschen seien, die so einen Körper haben und sich so gut stylen. Sie wiege bei 169 cm 86 kg. Bisher habe sie sich nie über ihr Gewicht und ihr Aussehen Gedanken gemacht. Wo sie aufgewachsen sei, habe niemand Modelmaße. Die Eltern führten einen großen Bauernhof und verdienten damit den Lebensunterhalt. Man habe immer gut gegessen, das sei wichtig gewesen. Manchmal habe der Hausarzt zwar gesagt, dass sie sich mehr bewegen und abnehmen solle, doch das sei ihr zu anstrengend gewesen. Die Eltern hätten sich auch nie darum gekümmert.
Seitdem sie in der Ausbildung sei, vergleiche sie sich immer öfter mit anderen und bekomme mit, wie diese für ihr Aussehen Anerkennung erhalten. Sie schaffe es aber nicht, abzunehmen – egal was sie versuche, sie halte nicht durch. Sport sei so anstrengend und abends nasche sie dann doch wieder.

Aus dem Vorangegangenen erklärt sich auch, weshalb bei singulären Problemen ein später hinzukommendes hierarchisches Problem häufig aus demselben Problembereich kommt wie das primäre: ein SWP wegen eines SWP, ein FIP wegen eines FIP oder ein ExP wegen eines ExP. Die Klient*innen haben bereits die entsprechenden Denkstile und Konzepte verinnerlicht, die sie dann auch an das vorhandene eigene Problem und dessen Symptome anwenden.

Zwei parallele Probleme, eines davon mit hierarchischem Problem

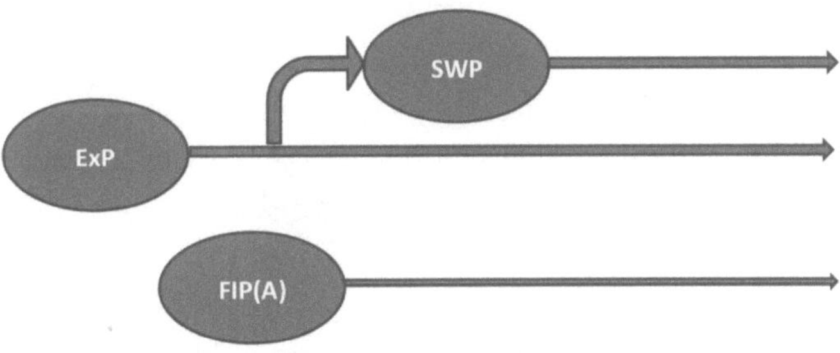

Abbildung 3.8: *Zwei parallele Probleme, eines davon mit hierarchischem Problem*

Der Klient (45 Jahre, leitender Angestellter, Außenhandelskaufmann, verheiratet, zwei Kinder) kommt in die Therapie aufgrund seiner Magenbeschwerden, Nervosität und Schlafstörungen, da alle Ärzt*innen, die er in letzter Zeit aufgesucht habe, gemeint hätten, dass die Ursachen psychosomatisch seien. Er könne dies zwar kaum glauben, wolle es nun aber doch prüfen lassen.
Er sei äußerst schnell erregbar, wenn Mitarbeiter*innen leichtfertig etwas vermasselten, nicht richtig zuhörten oder spurten. Das passiere ihm immer öfter auch bei seinen beiden pubertierenden Söhnen, weil er von ihnen erwarte, dass sie sich „vernünftig" verhalten. Wegen seines Aufbrausens habe er inzwischen zudem Probleme mit seiner Frau, die ihm vorwerfe, die Kinder zu hart zu behandeln. Das sei einfach ungerecht, denn er wolle ja nur das Beste für die Kinder.
Nachts beschäftige er sich insbesondere mit einer bevorstehenden Südafrikareise. Er müsse geschäftlich nach Kapstadt und möge nicht gern fliegen, weil er es hasse, den Entscheidungen anderer ausgeliefert zu sein. Eigentlich könnte die Reise auch ein Kollege übernehmen, aber dazu müsse er zugeben, an Flugangst zu leiden. Diese Schwäche wolle er unter gar keinen Umständen eingestehen. In seinem Alter und in seiner Position: das sei doch zu peinlich, wenn er nicht kompetent wirke. Man-

gelnde Kompetenz würde für ihn mit einem Selbstwertverlust einhergehen. Vielleicht könnte ein Entspannungstraining helfen.

Diagnose.

- FIP(A) mit F98.9 (nicht näher bezeichnete Verhaltens- oder emotionale Störungen mit Beginn in der Kindheit und Jugend) und F45.1G (undifferenzierte Somatisierungsstörung)
- ExP mit F40.2G (spezifische Phobien, hier: Flugangst) sowie ein
- hierarchisches SWP mit F45.1G (undifferenzierte Somatisierungsstörung)

Behandlungsstrategie. Zunächst werden entweder das FIP(A) oder das übergeordnete SWP und anschließend das ExP bearbeitet. Dies hängt vom jeweiligen Leidensdruck und damit der Veränderungsbereitschaft des Klienten ab.

Zwei parallele Probleme, eines davon mit sekundärem und tertiärem Problem

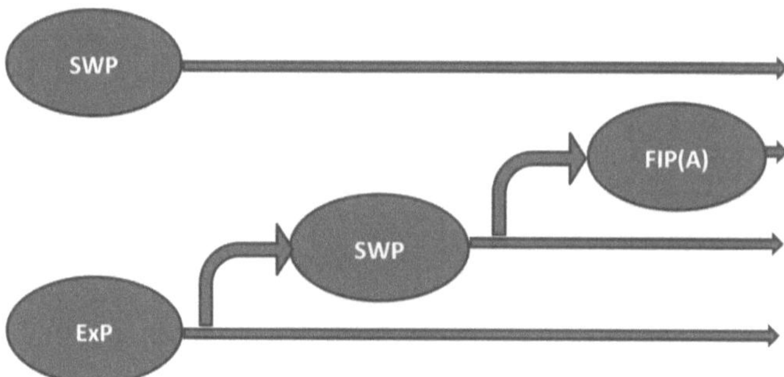

Abbildung 3.9: *Zwei parallele Probleme, eines davon mit sekundärem und tertiärem Problem*

Die Klientin (42 Jahre, Lehrerin, alleinstehend) hat sich endlich einen wichtigen Lebenswunsch erfüllt: Sie möchte demnächst in eine Wohngemeinschaft in einem alten Gutshaus auf dem Land ziehen. Leider gäbe es nun einige Probleme, die sie zuvor noch zu lösen habe.

Einerseits müsse sie dringend kontaktfreudiger werden, wenn sie in der Gemeinschaft nicht gleich als Außenseiterin dastehen wolle. Sie fürchte sich aber vor Ablehnung und Selbstwertverlust in sozialen Situationen.

Zum anderen – und das sei wohl das schwerwiegendere Problem – habe sie immer noch mit den Erlebnissen von vor acht Jahren zu kämpfen, als sie auf dem Nachhauseweg von einem Elternabend überfallen und vergewaltigt worden sei. Seitdem fürchte sie sich im Dunkeln, schlafe nur noch bei Licht, um sich sofort orientieren zu können, wenn sie wieder diese Albträume (Flashbacks) habe. Manches Mal wache sie auch von ihrem eigenen Schrei auf. Das müsse unbedingt behandelt werden, bevor sie umziehe, denn das wäre ihr vor den anderen zu peinlich, wenn sie dann als „Psycho" dastehe. Nach dem Besuch einiger Selbsthilfegruppen wisse sie zwar, dass es völliger Quatsch ist, sich dafür abzuwerten, weil es ja nun wirklich nicht ihre Schuld gewesen sei, aber sie schaffe es einfach nicht. Wenn sie erkenne, wie sehr sie sich das Leben durch diese völlig unsinnige Scham zusätzlich erschwere, könne sie schier ausflippen. Wie könne man nur so blöd sein!? In letzter Zeit kritisiere sie sich immer heftiger dafür, aber auch das bringe sie nicht weiter.
Die Exploration ergibt, dass die Selbstkritik stark mit Ärger besetzt ist und teilweise bereits mit selbstbestrafenden Aktionen einhergeht (Zerstören von Gegenständen, lautes Selbstbeschimpfen).

Diagnose.

- ▶ SWP mit F40.1G (soziale Phobien).
- ▶ ExP mit F43.1G (PTBS) sowie
  - sekundärem SWP mit F40.1G (soziale Phobien) und
  - tertiärem FIP(A) mit F98.9 (nicht näher bezeichnete Verhaltens- oder emotionale Störungen mit Beginn in der Kindheit und Jugend).

Behandlungsstrategie. Hier entscheidet die Klientin entsprechend ihrer Leidensstärke, ob sie mit dem Bearbeiten des SWP oder dem tertiären FIP(A) beginnen will.
Wird mit dem FIP(A) begonnen, folgt anschließen das sekundäre SWP, dann das primäre ExP und zuletzt das parallele SWP.
Wird mit dem SWP begonnen, folgen danach das tertiäre FIP(A), das sekundäre SWP und zuletzt das ExP.

Drei parallele Probleme, eines davon nachfolgend und eines mit hierarchischem Problem

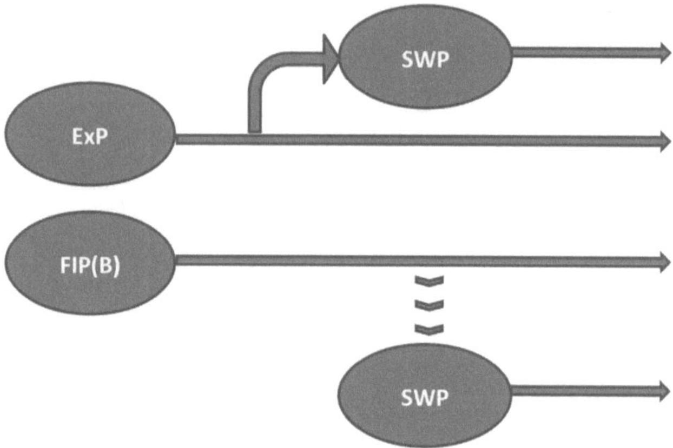

Abbildung 3.10: *Drei parallele Probleme, eines davon nachfolgend und eines mit hierarchischem Problem*

Die Klientin (36 Jahre, Gelegenheitsjobberin, alleinstehend) klagt über soziale Vereinsamung. Sie traue sich nicht mehr in ihren alten Freundeskreis, seitdem sie ihr Studium im 18. Semester abgebrochen und vergeblich versucht habe, sich als Eventmanagerin selbstständig zu machen.
Sie schäme sich zudem, dass andere wegen ihrer spröden, entzündeten Hände mitbekommen könnten, dass sie nach wie vor unter diesem blöden Waschzwang leide.
Die weitere Exploration ergibt, dass die Klientin sehr kurzfristig hedonistisch orientiert ist. Der Studienabbruch ist eines von vielen Beispielen für Dinge, die sie begonnen und dann so lange eher halbherzig verfolgt hat, bis ihr die damit verbundenen Anforderungen zu lästig wurden. Ihre aktuelle Situation ist daher als Konsequenz ihres FIP(B) zu sehen. Die Klientin wertet sich für ihre heutige Situation ab (nicht für das FIP([B]) und meidet soziale Kontakte aus Angst vor Wertverlust (symptomatisch: F40.1G [soziale Phobien]). Das SWP verläuft also nachfolgend parallel.
Dem bereits seit sieben Jahren ausgeprägten Waschzwang (symptomatisch: F42.1G) liegt ein ExP zugrunde, da die Klientin sich in Todesangst versetzt, sobald sie ihre Copingstrategie nicht anwendet. Hiergegen hat sie bereits vor fünf Jahren eine Verhaltenstherapie gemacht. Vom Kopf her wisse sie, dass ihre Befürchtungen, sich über verkeimte Hände zu infizieren und dann daran zu sterben, Unsinn seien.

Aber sie schaffe es einfach nicht, das ständige Desinfizieren zu unterlassen, weil sie „sonst keine ruhige Minute mehr“ habe und sich permanent Gedanken über die Gefahren mache. Anhand der dadurch schwer geschädigten Hände könnten andere diese Macke leicht erkennen und sie dafür abwerten. Auch deswegen traue sie sich kaum noch unter Menschen (symptomatisch: F40.1G [soziale Phobien]). Dieses SWP ist dem ExP hierarchisch übergeordnet.

Diagnose.

- FIP(B) mit F98.9 (nicht näher bezeichnete Verhaltens- oder emotionale Störungen mit Beginn in der Kindheit und Jugend) und nachfolgendem
- SWP (F40.1G [soziale Phobien]).
- ExP (symptomatisch: F42.1G [vorwiegend Zwangshandlungen, hier: Waschzwang] und ein
- sekundäres SWP (symptomatisch: F40.1G [soziale Phobien]).

Behandlungsstrategie. Prinzipiell würde zunächst, je nach Leidenshöhe, entweder das FIP(B) oder das sekundäre SWP des hierarchischen Problems bearbeitet werden.

Im ersten Fall wird geprüft, ob nach dem Bearbeiten des FIP(B) das nachfolgende SWP noch therapiebedürftig ist. Falls nicht, wird zum Bearbeiten des sekundären SWP und anschließend des primären ExP übergegangen.

Im zweiten Fall wird zunächst das sekundäre SWP und dann das primäre ExP bearbeitet. Danach erfolgt die Therapie des FIP(B). Das nachfolgende SWP muss möglicherweise nicht mehr bearbeitet werden, da die typischen SWP-Konzepte bereits im hierarchischen SWP bearbeitet wurden.

In diesem konkreten Fall erscheint es allerdings zweckmäßig, mit dem FIP(B) zu beginnen, da die symptomatischen Reaktionsmuster dieses Problems bereits in den anderen Bereichen zu beobachten sind. Zunächst sollte die Frustrationstoleranz der Klientin aufgebaut werden, weil das Bearbeiten der anderen Problembereiche sonst vermutlich an der noch zu geringen Frustrationstoleranz der Klientin scheitern würde.

Drei parallele Probleme, eines davon mit sekundärem und tertiärem Problem

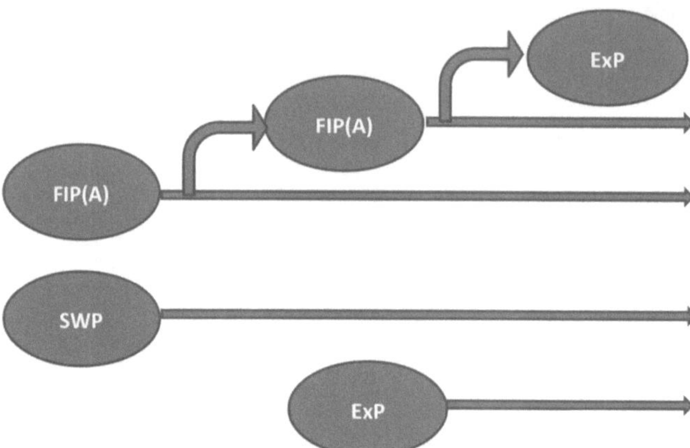

Abbildung 3.11: *Drei parallele Probleme, eines davon mit sekundärem und tertiärem Problem*

Der Klient (48 Jahre, Kassierer einer Supermarktkette, alleinstehend) klagt über seine Lebensumstände, die er inzwischen als hoffnungslos empfinde. Er sei von je her ein sehr ordentlicher Mensch gewesen. Er brauche Ordnung, um den Überblick und die Kontrolle zu wahren, und um nicht im Chaos zu enden – und darin letztendlich umzukommen.

Leider habe das bisher keine seiner kurzfristigen Lebenspartnerinnen akzeptieren mögen. Dass er in seinem Alter immer noch keine Partnerin und keine eigene Familie habe, finde er unsäglich deprimierend. Ein Mann brauche eine Familie, sonst tauge er nichts und habe umsonst gelebt.

Seine Kolleg*innen würden ihm vorwerfen, rigide zu sein, nur weil er darauf achte, dass die Dinge so gemacht werden, wie es richtig sei. Er rege sich leider viel zu häufig auf, wenn andere mal wieder etwas halbherzig oder fehlerhaft machten. In letzter Zeit könne er abends schlecht einschlafen. Er grüble dann oft über die Geschehnisse des Tages und ärgere sich darüber, dass er sich wieder wegen Kleinigkeiten so aufgeregt habe. Er werde regelrecht wütend auf sich selbst, renne nachts in der Wohnung herum und beschimpfe sich.

Seit er neulich eine Sendung über Herzkrankheiten und Infarkte im Fernsehen verfolgt habe, befürchte er nach seinen nächtlichen „Ärgerattacken" zunehmend einen Infarkt, da er nun wisse, wie gefährlich solche Erregungszustände sind. Deshalb messe er bei jedem Ärger sofort den Blutdruck.

Diagnose.

- ExP mit F42.1G (vorwiegend Zwangshandlungen, hier: Putz-/Ordnungs-Zwang) und nachfolgendem
- SWP mit F33.2G (rezidivierende depressive Störung, gegenwärtig schwere Episode)
- FIP(A) mit F98.9 (nicht näher bezeichnete Verhaltens- oder emotionale Störungen mit Beginn in der Kindheit und Jugend) und F51.0G (nicht-organische Insomnie) und
- sekundäres FIP(A) mit F98.9 (nicht näher bezeichnete Verhaltens- oder emotionale Störungen mit Beginn in der Kindheit und Jugend) und
- tertiäres ExP mit F45.3 (Herzneurose/somatoforme autonome Funktionsstörung des kardiovaskulären Systems) und F51.0G (nicht-organische Insomnie).

Behandlungsstrategie. Begonnen wird entweder mit dem primären ExP. Anschließend wird das nachfolgende SWP bearbeitet (falls es dann noch getriggert wird). Oder man beginnt mit dem tertiären ExP, wonach das sekundäre FIP(A) und das primäre FIP(A) folgen.

Drei parallele Probleme, eines davon mit sekundärem Problem

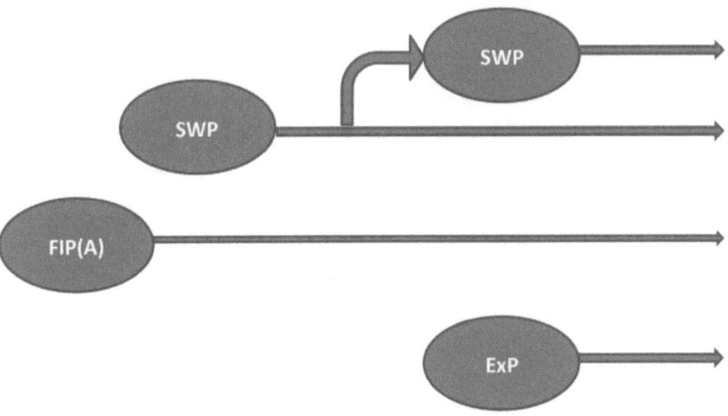

Abbildung 3.12: *Drei Probleme bestehen parallel, eines davon mit sekundärem Problem*

Die Klientin (28 Jahre, EDV-Angestellte, Single) kommt wegen unterschiedlicher Probleme zum Erstkontakt. Dies sei nun bereits ihr vierter Therapieversuch. Die vorangegangenen hätten ihr nichts gebracht und sie habe abbrechen müssen, weil die Therapeut*innen völlig belämmerte Übungen von ihr erwartet hätten, die überhaupt nichts mit ihren Problemen zu tun gehabt hätten.
Als Probleme schildert sie drei bereits aus ihrer Kindheit bekannte Schwierigkeiten. Zum einen sei sie schon als Kind häufig angeeckt, wenn sie ihren Kopf habe durchsetzen wollen. Es habe schon damals immer nach ihrer Nase gehen müssen, sonst „habe es Stress gegeben". Auch heute ärgere sie sich nach wie vor sehr leicht über Dinge, die ihr „nicht in den Kram passen". Dadurch habe sie schon öfter Freund*innen und Anstellungen verloren. Auch an ihrem jetzigen Arbeitsplatz habe sie nun wieder eine Abmahnung erhalten.
Zum anderen leide sie seit ihrer Kindheit unter einer Hundephobie. Sie sei zwar selbst noch nie gebissen worden, habe aber als Kind einmal erlebt, wie zwei Hunde „bis aufs Blut" miteinander gekämpft hätten. Diese Angst habe sich bis heute nicht gelegt und sie versuche, möglichst allen Hunden aus dem Weg zu gehen. Auf Park- oder Waldspaziergänge verzichte sie deswegen völlig und bei Besuchen vergewissere sie sich jedes Mal, ob auch wirklich niemand einen Hund dabei hat.
Am belastenden sei jedoch ihr altes Selbstwertproblem. Schon als Schülerin sei sie aufgrund ihres Aussehens gehänselt worden („dicke, picklige Brillenschlange") und wegen ihrer altmodischen Second-Hand-Kleidung (die zuvor ihre zwei Jahre ältere Schwester getragen hatte) als „Lumpi" verlacht worden. Zum Glück mache sie ihren Selbstwert nicht von Beliebtheit abhängig, denn beliebt sei sie aufgrund ihres „ungestümen Kritisierens" ohnehin nicht. Sie habe sich daher bereits früh auf den Leistungsaspekt verlegt und befürchte ständig, dort nicht zu genügen. Sie wisse zwar aus den vorherigen Therapien, dass es unsinnig sei, den Selbstwert an Leistung festzumachen, aber das „stecke einfach in ihr". Ihre Kolleginnen hätten das aufgrund ihres Arbeitsverhaltens und ihrer freiwilligen Überstunden bereits mitbekommen und würden sie nun damit aufziehen („Kollegin mit Selbstwertproblem gesucht, die für zwei arbeitet"). Das sei ihr unendlich peinlich, denn damit sollte sie in ihrem Alter nun doch wirklich durch sein. Immer wenn sie bei zusätzlicher Arbeit beobachtet werde, schäme sie sich für ihr altes, leistungsorientiertes Selbstwertproblem.

Diagnose.

- FIP(A) mit F98.9 (nicht näher bezeichnete Verhaltens- oder emotionale Störungen mit Beginn in der Kindheit und Jugend).
- ExP mit F40.2 (Hundephobie).
- SWP (noch unklare ICD-10-Symptomatik) mit hierarchisch angeordnetem sekundären SWP (noch unklare ICD-10-Symptomatik).

Behandlungsstrategie. Auch hier entscheidet die Klientin entsprechend ihrer Leidenshöhe, ob sie mit dem FIP(A), dem ExP oder dem sekundären SWP beginnen möchte. Das primäre SWP ist erst nach dem Bearbeiten des sekundären SWP therapeutisch zugänglich.

Zwei parallele Probleme mit jeweils einem sekundären Problem

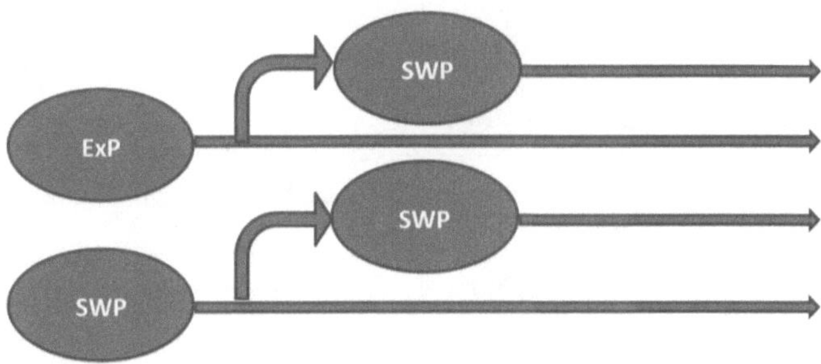

Abbildung 3.13: *Zwei parallele Probleme mit jeweils einem sekundären Problem*

Der Klient (17 Jahre, Kfz-Schlosser-Auszubildender, Single) kommt zum Erstkontakt und klagt über seine Selbstunsicherheit. In Beziehung zu anderen sei er immer schon zurückhaltend gewesen und stets darauf bedacht, nicht ausgelacht oder abgelehnt zu werden. Besonders gegenüber dem anderen Geschlecht sei er lange nicht so cool wie seine Arbeitskollegen. Seitdem diese wüssten, dass er noch nie eine Freundin hatte, zögen sie ihn damit auf und er schäme sich für seine Selbstunsicherheit. Er möchte auch endlich ein cooler Typ sein, der Frauen locker ansprechen und für sich interessieren kann. Aber inzwischen gehe er schon gar nicht mehr mit den Kollegen aus, weil er sich schäme, wenn diese ihn in seiner Unsicherheit beobachten.
Sein anderes Problem sei noch „perverser“. Er fürchte sich vor Wunden und Blut, nicht nur bei sich selbst. Er könne das auch bei anderen nicht sehen, ohne dass ihm

übel werde. Wenn er selbst blute, fürchte er, sich tödliche Infektionen zuzuziehen. Wenn andere bluten würden, sorge er sich darum, nur ja nicht mit denen in Kontakt zu kommen, man wisse ja nie, „was die so mit sich rumschleppen". Verstandesmäßig wisse er schon lange um den Unsinn seiner Befürchtungen, doch er werde sie einfach nicht los. Richtig peinlich sei es gewesen, als er sich bei der Arbeit geringfügig verletzt und geblutet habe. Er sei wohl sehr blass geworden und fast in Ohnmacht gefallen, sodass die anderen Kollegen sich königlich über ihn amüsiert hätten. Seitdem schäme er sich auch für diese „Macke" und versuche, sie – so gut es eben geht – zu überspielen.

Diagnose. Es liegen zwei parallele Probleme mit jeweils einem sekundären Problem vor.

- SWP mit F40.1G (soziale Phobien) und hierarchischem SWP mit F40.1G (soziale Phobien).
- ExP mit F40.2 (Spezifische Phobie) und hierarchischem SWP (noch ohne ICD-10 spezifische Symptomatik).

Behandlungsstrategie. Prinzipiell beginnt man – je nach Leidensdruck des Klienten – mit einem der sekundären SWP, um danach das jeweils primäre Problem zu behandeln.

In diesem Fall wird durch das Bearbeiten des einen hierarchischen SWP vermutlich das andere hierarchische bereits mit gelöst. Auch das primäre SWP wird dadurch zu großen Teilen mit bearbeitet, sodass hier die Selbstwertthematik zuerst aufgegriffen wird. Das ExP wird anschließend bearbeitet.

3.4 PKP und abgeleitete Behandlungskonzepte

Ein weiterer, wesentlicher Vorteil der PKP besteht darin, dass aus der Diagnose adäquate Behandlungspläne schlüssig abzuleiten sind, denn sobald singuläre oder mehrere miteinander verknüpfte Probleme erst einmal diagnostiziert sind – in welchem hierarchischen oder horizontalen Zusammenhang auch immer – können die Therapeut*innen hierfür schlüssige, inhaltlich zwingende Therapiepläne aufstellen.

Betrachten wir zunächst, wie die Behandlungskonzepte für die einzelnen drei Problembereiche aussehen. Dazu verwenden wir die Fallbeispiele von S. 28.

Sämtliche Behandlungspläne beginnen mit dem Einführen der Klient*innen in das kognitive Modell zum Entstehen und Steuern von Emotionen (vgl. Stavemann, 2023).

Um das für den Gutachterantrag geforderte Individualisieren des Behandlungsplans zu erfüllen, können die für die jeweiligen Klient*innen spezifischen Konzepte, Symptomgewinne sowie mögliche Übungssituationen im jeweiligen Therapiebaustein explizit benannt werden.

3.4.1 *Behandlungskonzept bei SWP*

Das Kennzeichnende an Selbstwertproblemen ist, dass die Betroffenen ihren persönlichen Wert an etwas knüpfen und anschließend davon ableiten.

Die Therapeut*innen identifizieren diese Verknüpfung zunächst und versuchen, sie anschließend mit unterschiedlichen Disputtechniken (vgl. Stavemann, 2023) sowie durch Reflektieren in einem explikativen Sokratischen Dialog zum Thema „Was ist das: ein wertvoller Mensch?" (Bsp. in Stavemann, 2015) als unangemessen zu entlarven. Sie lassen dazu die Klient*innen Begründungen dafür herausarbeiten, weshalb ein pauschales Beurteilen von Vielschichtigem (wie es der Wert eines Menschen darstellt) unangemessen ist und weshalb so etwas zu unnötigem emotionalen Aufruhr führt. Darauf aufbauend lassen sie die Klient*innen eine neue, angemessene Form des Selbstbewertens erarbeiten, die auf pauschale Werturteile verzichtet, Mehrdimensionales aus entsprechend vielen Perspektiven betrachtet und jeden Aspekt einzeln beurteilt. So eine Möglichkeit für angemessenes Selbst- oder Fremdbeurteilen besteht z. B. im Verwenden eines „Selbst- oder Fremdbilds" (genauer: Stavemann et al., 2020, Stavemann, 2020).

Behandlungskonzept bei einem SWP

Frau D. (s. Fallbeispiel auf S. 28) erhielt die Diagnose „SWP mit F33.1". Ihr daraus abgeleiteter Behandlungsplan sieht folgendermaßen aus:

1) Einführen in das kognitive Modell zum Entstehen und Steuern von Emotionen,
2) Herausarbeiten des eigenen Selbstwertkonzepts und seiner Konsequenzen,
3) Prüfen des eigenen Selbstwertkonzepts auf Angemessenheit mittels Disputtechniken und Sokratischer Dialoge („Was ist das: ein wertvoller Mensch?"),
4) Aufbau vielschichtiger Selbstbewertung (z. B. Selbstbild) ohne pauschales Selbstbeurteilen,
5) Training des neuen Konzepts

- durch Üben auf der theoretischen Ebene (SAE-Modelle [Selbstanalyse von Emotionen] erstellen und reflektieren lassen, s. dazu Tabelle 4.4 und Stavemann, 2023),
- durch Üben auf der imaginativen Ebene (Drehbücher für Problemsituationen erstellen lassen und Vorstellungsübungen dazu durchführen) und
- durch In-vivo-Üben in den Situationen mit sukzessiv steigendem subjektiven Schwierigkeitsgrad, die zuvor in sensu zielführend bewältigt wurden.

3.4.2 *Behandlungskonzept bei FIP*

Bei Klient*innen mit einem FIP verfolgen die Therapeut*innen typenspezifische Änderungsziele (genauer: Stavemann & Hülsner, 2016; Stavemann, 2021).

Bei einen FIP(A)

Klient*innen mit einem FIP(A) fallen durch mindestens eine dieser drei rigiden Forderungen auf:

1) „Es muss gerecht zugehen!“ (Und zwar immer dann, wenn ich das will.)
2) „Es muss richtig gemacht werden!“ (Und was richtig ist, entscheide ich.)
3) „Mein Wille geschehe!“ (Weil ich das fordern darf.)

Entsprechend dieser Hautirrationalitäten steht das Erarbeiten folgender Ziele im Vordergrund:

1) Gerechtigkeit ist ein Konstrukt und im Alltag nicht zu beobachten. Mit empirischen, logischen und funktionalen Disputen wird die Erkenntnis erarbeitet, dass es unsinnig ist, etwas nicht Existentes zu fordern. Durch normative und funktionale Dispute erkennen Klient*innen, dass sie selbst gar nicht immer Gerechtigkeit wollen, sondern meist nur dann, wenn sie selbst davon profitieren. Hierzu dient auch ein explikativer Sokratischer Dialog zum Thema „Was ist das: Gerechtigkeit? Und wo ist sie zu beobachten?“ (Beispieldialog s. Stavemann, 2015).
2) Menschen sind aufgrund ihrer arg begrenzten Erkenntnisfähigkeit nicht in der Lage, ein objektives Richtig oder Falsch, ein Gut oder Schlecht zu erkennen. Hierzu wird mit den Klient*innen in einem explikativen Sokratischen Dialog das relative

Wahrheitskonzept erarbeitet und reflektiert (Beispieldialog s. Stavemann, 2015). Danach wird dieses neue Konzept in Situationen geübt, in denen die Klient*innen ihre reflexive Persönlichkeit im sozialen Rollenwechsel trainieren. Dadurch erkennen sie, das „richtig“ und „falsch“, „gut“ und „schlecht“ lediglich subjektive Sichtweisen ohne objektiven Wahrheitsgehalt sind.

3) Diese rigide Anspruchshaltung und egozentrische Forderung gilt es zu relativieren. Dazu wird sie mit den Klient*innen mit Hilfe sämtlicher Disputtechniken reflektiert und geprüft (z. B. logisch: „Weshalb sollte jemand nach meinen Normen leben statt nach seinen eigenen?“ und normativ: „Wären Sie selbst auch dazu bereit, nach den Normen anderer zu leben?“).

Die Klient*innen lernen so zu akzeptieren, dass die Situation, die Realität oder die Vergangenheit genau so ist, wie sie ist (Lernziel: „So is' es!“), und nicht so, wie sie es vehement fordern.

Bei einem FIP(B)

Das Typische an FIP(B)-Klient*innen ist deren kurzfristig ausgerichteter Hedonismus. Die Therapeut*innen lassen die Klient*innen ihre bisherigen langfristigen negativen sozialen und ökonomischen Konsequenzen erarbeiten, die sie bisher als „Symptomkosten“ zu zahlen hatten, wenn sie sich kurzfristig hedonistisch verhalten haben. Danach lassen sie sie diese Nachteile den in der Regel weitaus weniger bedeutsamen Symptomgewinnen gegenüberstellen. Die Klient*innen sollen dann abwägen, was für sie bedeutsamer ist. Das Lernziel besteht im Aufbau und Maximieren eines langfristig ausgerichteten Hedonismus. Dazu lernen die Klient*innen:

1) Ziele sind nicht einfach herbeizuwünschen, sondern dazu bedarf es eines Energieeinsatzes (Lernziel: „Von nix kommt nix!“). Hierzu lernen die Klient*innen, Wunschdenken von realistischen Zielen zu diskriminieren und die „Kosten“ für erreichbare Vorhaben realistisch zu bestimmen. Haben Klient*innen Schwierigkeiten damit, sich für Ziele zu entscheiden und sich festzulegen, besteht eine weitere Aufgabe darin, die Kosten dieser Entscheidungsverweigerung zu beleuchten. Letztendlich gilt es, als unvermeidbar akzeptieren zu lernen, dass jeder Entscheid für etwas gleichzeitig den Verzicht auf die Vorteile aller anderen Alternativen bedeutet.
2) Der Ist-Zustand ist nicht zufällig so, wie er ist, sondern eine Konsequenz aus vorherigen Entscheidungen oder Verhaltensmustern der Klient*innen (Lernziel: „So was kommt von so was!“). Hierzu beleuchten sie die Zusammenhänge zwischen ihren

alten Entscheidungen und Verhaltensweisen und den daraus resultierenden Konsequenzen.

Klient*innen mit einem FIP(B) empfinden Lästiges, Verzicht und Mühe als unerträglich und katastrophal. Daher lassen die Therapeut*innen die vermeintlichen Konsequenzen von Entscheiden oder zielgerichteten Tätigkeiten „entkatastrophisieren" und den Unterschied zwischen „unerträglich" und „lästig" herausarbeiten.

Häufig haben Klient*innen mit einem FIP(B) auch Schwierigkeiten damit, Grenzen gezogen zu bekommen und/oder diese einzuhalten. In diesem Fall gehört auch dieses Lernziel in den Behandlungsplan.

Ungünstige Prognose. Die Prognose für Klient*innen mit einem ausgeprägten FIP(B) ist leider selten „gut" oder „hinreichend", denn ihren Hang zum Vermeiden und Ausweichen bringen sie auch in die Therapie mit, sodass die Abbruchquote bei dieser Klientel circa dreimal höher ist als bei den übrigen Problembereichen.

Die Therapeut*innen achten deswegen von Beginn an besonders auf Widerstände und darauf, keine „Hintertürchen" zu übersehen. Sie planen und überwachen den Therapieprozess stringent und kleinschrittig. Das gilt insbesondere für Hausaufgaben und abgesprochene Übungen der Klient*innen.

Stoßen sie auf Widerstände oder Vermeidungsstrategien der Klient*innen, sprechen sie diese sofort an und lassen die erkannten „Hintertürchen" sofort von den Klient*innen selbst zunageln.

Behandlungskonzept bei FIP(B)

Herr P. (s. Fallbeispiel auf S. 28) leidet unter einem „FIP(B) mit F33.1". Um damit besser umgehen zu können, hat der Therapeut folgenden Behandlungsplan für sie aufgestellt:

1) Einführen in das kognitive Modell zum Entstehen und Steuern von Emotionen,
2) Herausarbeiten der Ursachen sowie der Konsequenzen von Frustrationsintoleranz vom Prokrastinations-Typus,
3) Herausarbeiten der eigenen Intoleranzen anhand des SKR-Modells (s. Tabelle 4.3 und Stavemann, 2023),
4) Gegenüberstellen von kurzfristigen Symptomgewinnen und langfristigen Symptomkosten,
5) Prüfen der Erwartungen und Forderungen sowie der emotionalen Reaktionen auf Angemessenheit mittels Disputtechniken und Sokratischem Dialog,
6) Lebenszielanalyse und -planung zum Aufbau neuer, adäquater Ziele,

7) Aufbau von Akzeptanz hinsichtlich notwendiger Kosten für die verfolgten Ziele,
8) Training des neuen Konzepts
   - durch Üben auf der theoretischen Ebene (SAE-Modelle erstellen und reflektieren lassen, s. dazu Tabelle 4.4 und Stavemann, 2023),
   - durch Üben auf der imaginativen Ebene (Drehbücher für Problemsituationen erstellen lassen und Vorstellungsübungen dazu durchführen) und
   - durch In-vivo-Üben zu den Situationen mit sukzessiv steigendem subjektiven Schwierigkeitsgrad, die zuvor in sensu zielführend bewältigt wurden.

3.4.3 Behandlungskonzept bei ExP

Bei Klient*innen mit einem ExP geht es zunächst darum, deren maßlos überzeichnete Eintrittswahrscheinlichkeiten von fatalen Ereignissen realistisch relativieren zu lassen. Hierfür nutzen die Therapeut*innen empirische, logische, funktionale und hedonistische Dispute. Zudem lassen sie die Forderungen der Klient*innen nach Sicherheit und Kontrolle mit Hilfe explikativer Sokratischer Dialoge (z. B.: „Was ist das: Sicherheit?“, Beispieldialog in Stavemann, 2015) reflektieren und die Klient*innen die Erkenntnis erarbeiten, dass ihre Forderungen unrealistisch und unerreichbar sind. Anschließend arbeiten sie an der Akzeptanz von Unsicherheit, Wahrscheinlichkeit und partiellem Ausgeliefertsein.

Bei etlichen Klient*innen mit einem ExP ist die Zielfrage wesentlich. Manche haben entweder zu viel vor und fürchten, „zu früh“ zu sterben, bevor sie alle Ziele erreicht haben, andere haben nichts Konkretes vor und fürchten, zu sterben, bevor sie etwas erreicht haben. In beiden Fällen ist zunächst eine Lebenszielanalyse und -planung sinnvoll (zum Vorgehen s. Stavemann, 2017, 2018a), um vorhandene Ziele realistisch zu gestalten oder um überhaupt erst einmal einen erreichbaren Zielhorizont erstellen zu lassen.

Behandlungskonzept bei ExP

Frau D. (s. Fallbeispiel auf S. 28) kam aufgrund einer „ExP mit F33.1“. Ihren Behandlungsplan hat der Therapeut folgendermaßen aufgebaut:

1) Einführen in das kognitive Modell zum Entstehen und Steuern von Emotionen,
2) Lebenszielanalyse und -planung zum Aufbau eines realistischen Zielhorizonts,

3) Herausarbeiten der existentiellen Befürchtungen anhand des SKR-Modells,
4) Prüfen der Befürchtungen auf Angemessenheit mittels Disputtechniken und Sokratischen Dialogen (z. B. zum Thema: „Was ist das: Sicherheit?“),
5) Reattribuieren der Bedeutung von physiologischer Erregung (erwünschte Anpassungsleistung des Organismus statt Gefahrensignal),
6) Aufbau von Akzeptanz hinsichtlich Unsicherheit, Kontrollunfähigkeit, partiellem Ausgeliefertsein und unausweichlichen Alltagsgefahren
7) Training des neuen Konzepts
   - durch Üben auf der theoretischen Ebene (SAE-Modelle erstellen und reflektieren lassen, s. dazu Tabelle 4.4 und Stavemann, 2023),
   - durch Üben auf der imaginativen Ebene (Drehbücher für Problemsituationen erstellen lassen und Vorstellungsübungen dazu durchführen) und
   - durch In-vivo-Üben zu den Situationen mit sukzessiv steigendem subjektiven Schwierigkeitsgrad, die zuvor in sensu zielführend bewältigt wurden.

Und was geschieht mit der ICD-10-Symptomatik?
Es wird deutlich, dass in allen drei Behandlungsplänen auf die beklagte Symptomatik (wiederkehrende depressive Episoden) nicht dezidiert eingegangen wird. Dies geschieht deswegen, weil diese emotionale Symptomatik nur eine von vielen möglichen für das zugrundeliegende Problem darstellt. Was hier behandelt werden soll, sind nicht die Symptome eines Problems, sondern deren Ursachen.

Gelingt es, die in den Behandlungsplänen dargestellten Inhalte erfolgreich zu bearbeiten, entfallen auch die Ursachen für die in diesen Beispielen auftretenden Symptome, hier die depressiven Episoden.

Wer in seinem Bericht an den Gutachter die ICD-10-Symptomatik benennen möchte, kann diese dem Behandlungsplan voranstellen, z. B. (für obiges Beispiel) „Abbau der depressiven Reaktion durch …“ (und dann folgen die einzelnen Punkte des Behandlungsplans).

3.4.4 Behandlungskonzept bei parallelen Problemen

Parallele Probleme. Die Therapie von parallel verlaufenden Problemen gestaltet sich – unabhängig davon, ob sie zeitgleich entstanden sind oder nicht – wie zuvor für singuläre Probleme beschrieben. Begonnen wird mit dem Problem, das die Klient*innen subjektiv als Problem mit dem höchsten Belastungsgrad einschätzen. (Ausnahme: Es liegt ein ausgeprägtes FIP[B] vor. In diesem Fall sollte damit in Form einer Probetherapie begonnen werden, um die Veränderungsbereitschaft der Klient*innen zu prüfen.)

Beim Bearbeiten weiterer paralleler Probleme entfällt Punkt 1 (Einführen in das kognitive Modell), da dieser bereits im ersten Schritt behandelt wurde.

Bei nachfolgenden parallelen Problemen wird prinzipiell mit dem zeitlich älteren Problem begonnen, da dieses mit seinen Konsequenzen die Grundlage für den Aufbau des nachfolgenden Problems liefert. Im günstigen Fall muss dieses nach erfolgreicher Therapie des älteren Problems nicht mehr bearbeitet werden, wenn die Trigger für das nachfolgende Problem nicht mehr gegeben sind.

Das Vorgehen gestaltet sich wie bei den singulären Problemen beschrieben. Sollte das Bearbeiten des nachfolgenden Problems nötig sein, entfällt in dessen Behandlungsplan die Modelleinführung.

3.4.5 Behandlungskonzept bei hierarchischen Problemen

Die Behandlungspläne bei hierarchischen Problemen werden entsprechend der im Abschnitt 3.3.4 beschriebenen Behandlungsstrategien erstellt: Es wird mit dem Problem begonnen, das am höchsten in der Hierarchie steht, danach folgt das zweithöchste etc. Dabei werden für jedes identifizierte Problem die oben beschriebenen Behandlungspläne angewendet. Bei den hierarchisch untergeordneten Plänen werden hierbei Punkte gestrichen, die bereits bei den höher angeordneten bearbeitet wurden.

Betrachten wir das Vorgehen anhand eines Beispiels, in dem der Klient eine tertiäre Problemkonstellation aufweist (Fallbeispiel von S. 56).

Behandlungskonzept bei einem singulären Problem mit sekundären und tertiären Problemen

Der Klient hat gleich mehrere hierarchisch angeordnete Probleme:

- Primäres Problem: SWP mit F40.1G und F40.00G
- Sekundäres Problem: SWP mit F40.01G
- Tertiäres Problem: ExP mit F41.0G

Der Behandlungsplan sieht wie folgt aus:
Therapie des ExP (und damit symptomatisch Abbau der generalisierten Angststörung) als tertiäres Problem durch

1) Einführen in das kognitive Modell zum Entstehen und Steuern von Emotionen,
2) Gegebenenfalls Lebenszielanalyse und -planung zum Aufbau eines realistischen Zielhorizonts,
3) Herausarbeiten der existentiellen Befürchtungen anhand des SKR-Modells,
4) Prüfen der Befürchtungen auf Angemessenheit mittels Disputtechniken und Sokratischen Dialogen (z. B. zum Thema: „Was ist das: Sicherheit?"),
5) Reattribution der Bedeutung von physiologischer Erregung (erwünschte Anpassungsleistung des Organismus statt Gefahrensignal),
6) Aufbau von Akzeptanz hinsichtlich Unsicherheit, Kontrollunfähigkeit, partiellem Ausgeliefertsein und unausweichlichen Alltagsgefahren
7) Training des neuen Konzepts
   - durch Üben auf der theoretischen Ebene (SAE-Modelle erstellen und reflektieren lassen, s. dazu Tabelle 4.4 und Stavemann, 2023),
   - durch Üben auf der imaginativen Ebene (Drehbücher für Problemsituationen erstellen lassen und Vorstellungsübungen dazu durchführen) und
   - durch In-vivo-Üben zu den Situationen mit sukzessiv steigendem subjektiven Schwierigkeitsgrad, die zuvor in sensu zielführend bewältigt wurden.

Anschließend wird das sekundäre SWP durch Akzeptanz des Ist-Zustands sowie durch Entkoppeln der Verknüpfung von Anerkennung und „Selbstwert" behandelt (und damit symptomatisch Abbau der Agoraphobie mit Panikstörung):

8) Herausarbeiten des eigenen Selbstwertkonzepts und seiner Konsequenzen mittels SKR-Modelle,
9) Prüfen des eigenen Selbstwertkonzepts auf Angemessenheit mittels Disputtechniken und Sokratischem Dialog (Thema: „Was ist das: ein wertvoller Mensch?"),
10) Aufbau eines vielschichtigen Selbstwertkonzepts (z. B. Selbstbild) ohne pauschales Selbstbeurteilen,
11) Training des neuen Konzepts wie (7), hier z. B. mit Übungen, in denen der Klient „Angstreaktionen"/„auffälliges Verhalten" vor anderen zeigt und übt, sich dafür nicht pauschal abzuwerten.

Anschließend erfolgt das Bearbeiten des primären SWP (soziale Phobien und Agoraphobie) durch

12) falls noch notwendig: wie (7),
13) falls noch notwendig: wie (8),
14) falls noch notwendig: wie (9),
15) Training des neuen Konzepts wie (11), z. B. die Situationen, in denen das alte Selbstwertkonzept zuvor zu unzureichenden Ergebnissen geführt hat.

3.4.6 Behandlungsplan bei horizontalen und vertikalen Problemen gemischt

In diesen Fällen gestaltet sich der Behandlungsplan häufig komplexer. Betrachten wir das Vorgehen an einem Beispiel, in dem drei parallele Probleme bestehen, eines davon mit sekundärem Problem (s. Fallbeispiel von S. 67f.).

Behandlungsplan für drei parallele Probleme, eines davon mit sekundärem Problem

Bei der Klientin liegt folgende Problemkonstellation vor:

- FIP mit F98.9 (nicht näher bezeichnete Verhaltens- oder emotionale Störungen mit Beginn in der Kindheit und Jugend)
- ExP mit F40.2 (Hundephobie)
- SWP (noch unklare ICD-10-Symptomatik) mit hierarchisch angeordnetem sekundärem SWP (noch unklare ICD-10-Symptomatik)

Der Behandlungsplan gestaltet sich wie folgt:

1) Einführen in das kognitive Modell zum Entstehen und Steuern von Emotionen
2) Herausarbeiten der Ursachen sowie der Konsequenzen von Frustrationsintoleranz vom Forderer-Typus,
3) Herausarbeiten der eigenen Intoleranzen anhand des SKR-Modells (s. Tabelle 4.3 und Stavemann, 2023),
4) Gegenüberstellen von kurzfristigen Symptomgewinnen und langfristigen Symptomkosten,

5) Prüfen der Erwartungen und Forderungen sowie der emotionalen Reaktionen auf Angemessenheit mittels Disputtechniken und Sokratischem Dialog,
6) Gegebenenfalls Lebenszielanalyse und -planung zum Aufbau neuer, adäquater Ziele,
7) Aufbau von Akzeptanz, relativem Wahrheitskonzept und reflexiver Persönlichkeit durch Übungen zum sozialen Rollenwechsel,
8) Training des neuen Konzepts
   - durch Üben auf der theoretischen Ebene (SAE-Modelle erstellen und reflektieren lassen, s. dazu Tabelle 4.4 und Stavemann, 2023),
   - durch Üben auf der imaginativen Ebene (Drehbücher für Problemsituationen erstellen lassen und Vorstellungsübungen dazu durchführen), und
   - durch In-vivo-Üben zu den Situationen mit sukzessiv steigendem subjektiven Schwierigkeitsgrad, die zuvor in sensu zielführend bewältigt wurden.

Anschließend möchte die Klientin ihr hierarchisches SWP bearbeiten. Der Behandlungsplan dazu sieht folgendermaßen aus:
Therapie des sekundären SWP (Ziel: Akzeptanz des primären Problems ohne Selbstabwerten und Entkoppeln der Verknüpfung von Anerkennung und „Selbstwert") durch

9) Herausarbeiten des eigenen Selbstwertkonzepts und seiner Konsequenzen,
10) Prüfen des Selbstwertkonzepts auf Angemessenheit mittels Disputtechniken und Sokratischem Dialog (Thema: „Was ist das: ein wertvoller Mensch?"),
11) Aufbau eines vielschichtigen Selbstbeurteilungskonzepts (z. B. Selbstbild) ohne pauschales Selbstbewerten,
12) Training des neuen Konzepts wie bei (8), hier mit Übungen, in denen die Klientin das Bestehen des primären Problems anderen offenbart, ohne sich dafür abzuwerten.

Anschließend erfolgt die Behandlung des primären SWP:

13) Falls noch relevant: wie (8),
14) Falls noch relevant: wie (9),
15) Training des neuen Konzepts wie (12) mit Übungen, die das alte Selbstwertkonzept betreffen (Übungsbeispiele s. Stavemann et al., 2020; Stavemann, 2020).

Abschließend erfolgt die Therapie des ExP nach folgendem Behandlungsplan:

16) Gegebenenfalls Lebenszielanalyse und -planung zum Aufbau eines realistischen Zielhorizonts (falls nicht bereits beim Bearbeiten des FIP[A] geschehen),
17) Herausarbeiten der existentiellen Befürchtungen anhand des SKR-Modells,
18) Prüfen der Befürchtungen auf Angemessenheit mittels Disputtechniken und explikativer Sokratischer Dialoge (Thema: „Was ist das: Sicherheit/ Kontrolle?“),
19) Aufbau von Akzeptanz hinsichtlich Unsicherheit, Kontrollunfähigkeit, partiellem Ausgeliefertsein und unausweichlichen Alltagsgefahren,
20) Training des neuen Konzepts wie in (8).

Teil II

Praktische Anwendung – Kasuistik

Harlich H. Stavemann • Yvonne Hülsner

4 Falldarstellungen

Verwendete Systematik. Bei unseren nachfolgenden Falldarstellungen orientieren wir uns an den Vorgaben, die im „Leitfaden zum Erstellen des Berichts an die Gutachter*in" (s. PTV3 der KBV: www.kbv.de/html/27068.php) gefordert werden. Hierzu gehören:

1) Relevante soziodemographische Variablen
2) Symptomatik und psychischer Befund
3) Somatischer Befund/Konsiliarbericht
4) Behandlungsrelevante Angaben zur Lebensgeschichte (ggf. auch zur Lebensgeschichte der Bezugspersonen), zur Krankheitsanamnese, zum funktionalen Bedingungsmodell (VT)
5) Diagnose zum Zeitpunkt der Antragsstellung
6) Behandlungsplan und Prognose

Die nachfolgenden Falldarstellungen sind zum besseren Verständnis ausführlicher beschrieben, als es für den Bericht an den Gutachter gefordert wird. Zum Verdeutlichen des Vorgehens sind in ihnen diverse Passagen enthalten, die nicht in den Bericht gehören, wie z. B. die Beispieldialoge und Kommentare. Zudem darf der Bericht stichwortartig verfasst werden. Darauf haben wir jedoch verzichtet, um eine bessere Lesbarkeit zu gewährleisten.

Obwohl es im Vordruck PTV 3 nicht explizit erwähnt ist, wird für den „Bericht an die Gutachter*in" eine Mikroanalyse im SORKC-Format erwartet (s. hierzu KBV [2022] unter https://www.kbv.de/html/28551.php). Zum besseren Verständnis der verwendeten Abkürzungen finden Sie nachfolgend die analogen Inhalte für das SORKC-Modell nach Kanfer und Saslow (1969) sowie das SKR-Modell nach Stavemann (2023).

Tabelle 4.1: *Situationsanalysen SORKC, analog SKR-Modell*

SORKC	**SKR**
S: Stimulus	**S:** Situation
O: Organismusvariable	
R: Reaktionen $R_{kognitiv}$ $R_{emotional}$ $R_{physiologisch}$ $R_{motorisch}$	**K:** Kognitionen ($K_{Perspektive}$/$K_{Schlüsse}$/$K_{Bewerten}$/$K_{Strategie}$ $R_{Emotion}$: emotionale Reaktion $R_{Physiologie}$: physiologische Symptome der emotionalen Reaktion $R_{Verhalten}$: Verhaltensreaktion
K: Kontingenzverhältnis	
C: Konsequenzen $C_{kurzfristig}$ $C_{langfristig}$	

Tabelle 4.2: *Zeichenerklärung für das SORKC-Modell*

	Erläuterung
S	**Stimulus** = interner (z. B. Herzklopfen) oder externer Reiz (z. B.: Kollege A geht grußlos an mir vorbei)
O	Die **Organismusvariable** beschreibt überdauernde, situationsüberreifende biologische/somatische Merkmale einer Person, die für deren aktuelles Problemverhalten relevant sind (z. B. Stoffwechselstörungen, Herzrhythmusstörungen, Diabetes, Stoffwechselerkrankungen, ADHS, hormonelle Erkrankungen, Behinderungen). Die kognitiv-fektiven Schemata, Pläne, Grundüberzeugungen (z. B. „Ich muss von allen gemocht werden"), die manche Autor*innen ebenfalls der Organismusvariable zuordnen, wird bei uns den kognitiven Reaktionen zugeordnet und findet sich dort bei $K_{Perspektive}$ (zur Erklärung „$K_{Perspektive}$" siehe unten).
R	**Reaktionen** einer Person auf der kognitiven (z. B.: Kollege A geht grußlos an mir vorbei, weil er mich nicht mag), emotionalen (z. B. Trauer), physiologischen (z. B. Herzklopfen, innere Unruhe, Magendruck) und Verhaltensebene (z. B. Ich gehe mit gesenktem Kopf schweigend weiter).

K	Steht für das **Kontingenzverhältnis** und beschreibt die Form des Zusammenhangs zwischen den Reaktionen und den Konsequenzen, also dem Verstärkerplan. Auf die Reaktionen können intermittierend oder kontinuierlich bestimmte Konsequenzen folgen.
C	Beschreibt die **Konsequenzen**, die auf eine Reaktion folgen. Hier wird unterschieden zwischen dem zeitlichen Eintreten (kurzfristige [$C^{kurzfristig}$]und langfristige [$C^{langfristig}$] Konsequenzen) sowie der Qualität der Konsequenzen (positive Verstärkung, wie z. B. ein Lob oder ein Eis zu bekommen, und negative Verstärkung, wie z. B. der Wegfall eines unangenehmen Ausgangszustandes [z. B. das Nachlassen von Angst], direkte Bestrafung [z. B. eine Strafarbeit bekommen] oder indirekte Bestrafung [z. B. die Wegnahme eines positiven Verstärkers wie Internetverbot]).

Tabelle 4.3: *Zeichenerklärung für das SKR-Modell (Stavemann, 2023)*

	Was steht hier?	**Mit welchen Hilfsfragen finde ich das heraus?**
Situation S	Möglichst sachliches Beschreiben der Situation	„Was geschieht gerade zu dem Zeitpunkt, als ich diesen Gedanken bzw. dieses Gefühl habe? Was kann jeder Mensch ohne Vorwissen in dieser Situation wahrnehmen und beschreiben?“
Kognitionen K	Alle bewussten und unbewussten Gedanken zum Zeitpunkt S	**$K_{Perspektive}$:** „Was sehe ich persönlich in der Situation mit meinen Vorwissen, Normen und Zielen?“ **$K_{Schlüsse}$:** „Was schließe ich daraus, welche persönlichen Konsequenzen vermute ich?“ **$K_{Bewerten}$:** „Wie finde (bzw. fände) ich das?“ **$K_{Strategie}$:** „Wie will ich spontan mit dieser Situation umgehen?“

Reaktionen R	Gefühlsreaktion	$R_{Emotion}$:	„Welches Gefühl habe ich nach dem Bewerten?“
	Körperreaktion	$R_{Physiologie}$:	„Spüre ich körperliche Begleitsymptome?“
	Verhaltensreaktion	$R_{Verhalten}$:	„Was genau tue ich daraufhin?“

Zeitlicher Ablauf des SKR-Modells:

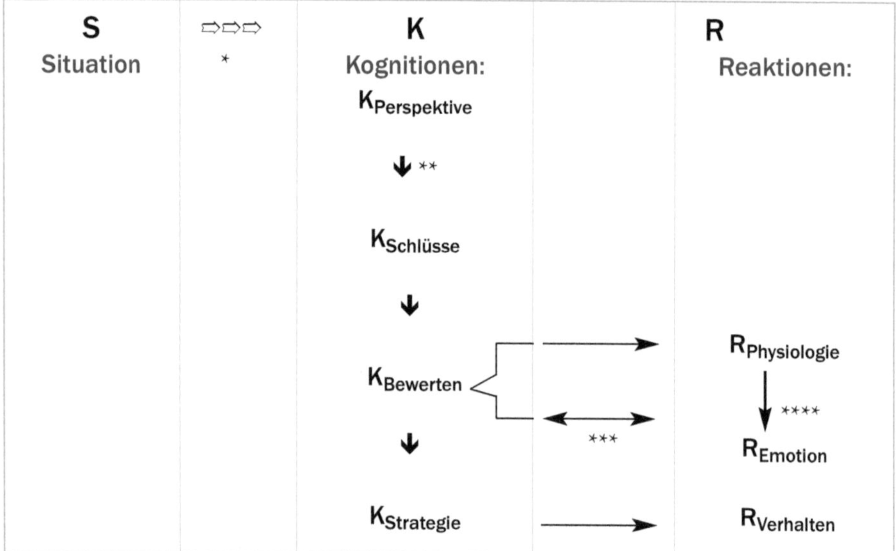

Zur Bedeutung der Pfeile:

* K bezieht sich auf den Zeitpunkt S. K kann sich inhaltlich auf S beziehen, muss es aber nicht.

** Die kognitiven Prozesse verlaufen zeitlich aufeinanderfolgend.

*** Die Bewertung-Gefühls-Logik ermöglicht ein Rekonstruieren des K-Prozesses „von unten“.

**** Die Arousal-Höhe beeinflusst die Intensität der wahrgenommenen Emotion.

SORKC-Modell. Im Unterschied zu anderen Vorgehensweisen, die in der aktuellen verhaltenstherapeutischen Literatur beschrieben werden, haben wir uns beim Darstellen des SORKC-Modells dafür entschieden, unter der Organismusvariable (O) lediglich die überdauernden genetischen und somatischen Variablen anzuführen, die das psychische Problem mitbeeinflussen, wie z. B. psychosomatische Erkrankungen, Ein- und Durchschlafprobleme, Adipositas, Herzrhythmusstörungen, Missbildungen, Gendefekte, Infarkte, Schlaganfall oder ADHS. Sämtliche kognitiven Anteile – auch die überdauernder Art – führen wir unter $R^{kognitiv}$ an, da wir auch Metakognitionen oder überdauernde Konzepte für wichtige, kognitiv zu bearbeitende Elemente halten.

Unter „Kontingenz" benutzen wir in den Fallbeispielen nur die Begriffe „kontinuierlich" oder „intermittierend", da wir konkretere Aussagen nicht für plausibel ableitbar halten.

Die kurzfristigen und langfristigen Konsequenzen in unseren Fallbeispielen beziehen sich auf die emotionalen Konsequenzen und ihre physiologischen Korrelate sowie auf die den emotionalen Reaktionen zugrunde liegenden Ursachen bzw. Problembereiche.

SAE-Modelle. In den Behandlungsplänen wird beschrieben, wie die Klient*innen in Phase 6 SAE-Modelle (Selbstanalysen von Emotionen) nach Stavemann (2023) zu den Übungssituationen erstellen. Die Klient*innen üben unter Zuhilfenahme dieses Modells eigenständig, ihre Denkmuster, Gefühle und Verhaltensweisen zu beschreiben, sie auf Funktionalität zu prüfen, gegebenenfalls zu modifizieren, bis das neu erarbeitete alternative Konzept (K^{neu}) zu ihren emotionalen und Verhaltenszielen führt.

Tabelle 4.4: *Inhalte des Modells zur Selbstanalyse von Emotionen (SAE-Modell)*

Teil 1: Das SKRZ-Modell erstellen		
	Was steht hier?	**Mit welchen Hilfsfragen finde ich das heraus?**
Situation **S**	Sachliches Beschreiben der Situation	„Wo bin ich, was geschieht gerade, als ich diese Gedanken/dieses Gefühl habe? Was könnte hier jeder ohne Vorwissen wahrnehmen und beschreiben?"
Kognitionen **K**	Alle bewussten und unbewussten Gedanken zum Zeitpunkt S	$K_{Perspektive}$: „Was sehe ich mit meinem Vorwissen und meinen Zielen und Normen in der Situation?" $K_{Schlüsse}$: „Was schließe ich aus meiner persönlichen Sichtweise? Welche persönlichen Konsequenzen vermute ich?"

		$K_{Bewerten}$:	„Wie finde bzw. fände ich diese Konsequenzen?“
		$K_{Strategie}$:	„Wie will ich spontan mit dieser Situation umgehen?“
Reaktionen **R**	Gefühlsreaktion	$R_{Emotion}$:	„Welches Gefühl habe ich nach dem Bewerten?“
	Körperreaktion	$R_{Physiologie}$:	„Spüre ich körperliche Begleitsymptome?“
	Verhaltensreaktion	$R_{Verhalten}$:	„Was genau tue ich daraufhin?“
Ziele **Z**	Die angestrebten zielführenden Reaktionen	$Z_{Emotion}$:	„Welches Gefühl halte ich in der Situation für angemessen? Wie stark?“
		$Z_{Verhalten}$:	„Welches Verhalten halte ich in der Situation für angemessen?“

Teil 2: Das SKRZ-Modell prüfen		
	Was steht hier?	**Mit welchen Hilfsfragen finde ich das heraus?**
Situation Prüfen **P(S)**	*Das Ergebnis des Prüfens von S anhand der Kriterien für S*	„Beschreibe ich sachlich einen konkreten Zeitpunkt? Kann das jeder so wahrnehmen und beschreiben? Ggf.: Wie lautet meine verbesserte Situationsbeschreibung?
Reaktionen prüfen **P(R)**	*Das Ergebnis des Prüfens von R anhand der Kriterien für R*	**Gefühlsreaktion prüfen:** Ist ein Gefühl genannt? Bei mehreren das auswählen, das zum identifizierten Problem gehört. Ist dies das Gefühl zum Zeitpunkt S? Stärke (von 1–10)? **Körperreaktion prüfen:** Gehören die körperlichen Begleitsymptome zu diesem Gefühl? Passen sie zur Emotionsstärke?

		Verhaltensreaktion prüfen: Ist ein konkretes Verhalten genannt? Bezieht sie sich auf den Zeitpunkt S? Ggf.: Wie lauteten meine verbesserten Gefühls- Körper-, Verhaltensreaktionen?
Ziele prüfen **P(Z)**	*Das Ergebnis des Prüfens von Z anhand der Kriterien für Z*	**Zielgefühl prüfen:** Ist ein Gefühl genannt? Ist es realistisch und an den Oberzielen orientiert? Bezieht es sich auf den Zeitpunkt S? **Zielverhalten prüfen:** Ist konkretes Verhalten beschrieben? Bezieht es sich auf den Zeitpunkt S? Ist es realistisch, erreichbar, Oberziel-orientiert? Vermute ich neue Fähigkeiten wegen der Gefühlsänderung? Ist es als Lernziel formuliert? Ggf.: Wie lautet mein verbessertes Zielgefühl/Zielverhalten?
Kognitionen prüfen **P(K)**	*Das Ergebnis des Prüfens von K anhand der Kriterien für sinnvolles Denken*	**Persönliche Sichtweise prüfen:** Sind meine übergeordneten Normen und Konzepte enthalten? Erfüllt meine persönliche Sichtweise die Kriterien für sinnvolles Denken? Ggf.: Wie lautet meine verbesserte persönliche Sichtweise? **Schlussfolgerungen prüfen:** Sind die Schlüsse und vermuteten persönlichen Konsequenzen zwingend und logisch? Falls nein: Was könnte noch passieren? Ist der Bezug zu meinem Problem und zum Gefühl deutlich? Erfüllen die Schlussfolgerungen die Kriterien für sinnvolles Denken? Ggf.: Wie lauten meine verbesserten Schlussfolgerungen? **Bewertung prüfen:** Ist die Bewertung angemessen? Würdigt sie alle Vor- und Nachteile? Erfüllt meine Bewertung die Kriterien für sinnvolles Denken? Ggf.: Wie lautet meine verbesserte Bewertung?

		Strategie prüfen: Ist meine typische Bewältigungsstrategie für S benannt? Erfüllt sie die Kriterien für sinnvolles Denken? Ggf.: Wie lautet meine verbesserte Strategie?
Neue Denkweise **K_{neu}**	*Die neue zielführende Denkweise*	Was will ich künftig in so einer Situation denken? Führt dies zum Zielgefühl und -verhalten? Erfüllt Kneu die Kriterien für sinnvolles Denken?

(Quelle: Stavemann, 2023)

5 Singuläre Probleme

Zur Erinnerung: Bei singulären Problemen handelt es sich um die strukturell einfachste Form psychischer Probleme ohne Interdependenzen.

5.1 Ein singuläres Selbstwertproblem

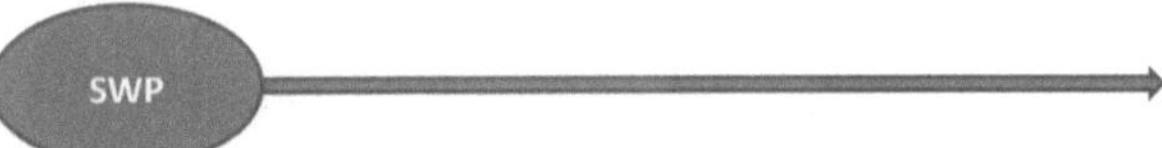

Abbildung 5.1: *Ein singuläres SWP*

Fallbeispiel: Frau A

1. Relevante soziodemographische Variablen

43-jährige medizinische Fachangestellte, verheiratet, zwei Kinder (Mädchen, 14 J., 10 J.)

2. Symptomatik und psychischer Befund

Die Klientin kommt auf Anraten ihrer behandelnden Neurologin zur Psychotherapie. Sie berichtet, dass sie seit einem Jahr zunehmend unter Knieschmerzen, ständiger innerer Unruhe, Konzentrationsproblemen, Einschlafproblemen und Bauchschmerzen leide.⓿ Sie könne keine Freude mehr erleben, alles sei für sie nur eine Belastung. Ihre familiären und beruflichen Belastungen hätten derart zugenommen, dass sie nicht mehr wisse, wie sie das alles schaffen solle. Sie befürchte zu versagen, abgelehnt zu werden und deswegen nichts zu taugen.❶ Sie versuche, ihrer Familie, der Mutter (diese lebe seit einem halben Jahr bei ihr), dem Bruder und der Schwägerin gerecht zu werden, um nicht als schlechter Mensch dazustehen. Dafür verzichte sie auf angenehme Aktivitäten, wie mit dem Mann schwimmen zu gehen oder Freund*innen zu treffen. Damit sei sie sehr unzufrieden.❷ Doch sie habe ihrem Vater auf dem Sterbebett versprochen, sich um Mutter und Bruder zu kümmern. Wenn sie dies nicht einhalte, sei sie schlecht.❶

Am Arbeitsplatz leide sie seit einem Jahr zunehmend unter den Arbeitsbedingungen, da sich die Chefs uneinig seien und sie immer öfter widersprüchliche Arbeitsanweisungen erhalte. So bekomme sie oft Kritik und erlebe sich dann als unfähig, nicht gemocht und wertlos.❶ Sie sei zunehmend selbstunsicherer, fahre bereits mit Bauchschmerzen zur Arbeit, befürchte, wieder Fehler zu machen und dafür abgelehnt zu werden.❶ Sie hoffe, mit Hilfe der Psychotherapie eine Reduktion ihrer Beschwerden zu erreichen und wieder so leistungsfähig zu werden wie früher.❸

Anmerkungen:

⓿ Hinweis auf Körpersymptome als Folge der Angst aufgrund eines SWP
❶ Indiz für ein SWP – Maßstab: Beliebtheit (s. Dialogbeispiel 1)
❷ Möglicher Hinweis auf ein hierarchisches Problem (noch zu klären, ob es so ausgeprägt ist, dass es behandlungsbedürftig ist (s. Dialogbeispiel 2)
❸ Die Funktionalität der Symptomatik ist noch zu klären. Versucht die Klientin über Psychotherapie an ihrem alten Konzept festzuhalten? (s. Dialogbeispiel 3)

Dialogbeispiel 1: Erarbeiten der Symptomursache

Dialog:		Kommentar:
T:	*Sie sagten, dass Sie befürchten, das alles nicht mehr zu schaffen?*	
K:	*Ja.*	
T:	*Was befürchten Sie?*	T erfragt $K_{Schlüsse}$ eines Angstgedankens
K:	*Ich befürchte, zu versagen.*	
T:	*Und was würde das für Sie bedeuten?*	wie zuvor
K:	*Dann werde ich abgelehnt und tauge ich nichts mehr.*	Bestätigung des SWP $K_{Schlüsse}$: Befürchtung von Wertverlust

Dialogbeispiel 2: Prüfen, ob ein behandlungsbedürftiges übergeordnetes Problem vorliegt

Dialog:		Kommentar:
T:	*Wie finden Sie das von sich, wenn Sie mal wieder „Ja“ zu Ihrer Mutter gesagt haben, obwohl Sie mit Ihrem Mann schwimmen gehen wollten?*	T prüft, ob ein behandlungsbedürftiges hierarchisches Problem vorliegt.

K:	*Dann bin ich unzufrieden.*	
T:	*Womit beziehungsweise mit wem?*	T erfragt, worauf sich der Ärger bezieht.
K:	*Ich bin unzufrieden mit mir.*	T prüft, ob ein hierarchisches SWP vorliegt.
T:	*Weshalb?*	
K:	*Weil ich etwas tue, womit es mir schlecht geht, was ich aber gern ändern möchte. Deswegen komme ich ja zu Ihnen.*	Das hierarchische Problem ist nicht behandlungsbedürftig, sondern beschreibt K's Veränderungsmotivation.

Dialogbeispiel 3: Die Funktionalität der Symptomatik prüfen

Dialog:		Kommentar:
T:	*Wozu wollen Sie wieder so leistungsfähig werden wie früher?*	T prüft, ob K nach einer Strategie sucht, um ihren Selbstwert zu stabilisieren.
K:	*Dann kann ich wieder zufrieden sein und mehr Freude am Leben haben.*	
T:	*Womit können Sie dann zufrieden sein?*	T erfragt $K_{Schlüsse}$
K:	*Na, wenn ich wieder alles so schaffe wie immer, bin ich zufrieden mit mir, dann bin ich wertvoll.*	Bestätigung des SWP

Auffälligkeiten in der Kontaktaufnahme. Im Kontakt wirkt die Klientin angespannt, bleibt auf der Sesselkante sitzen. Sie berichtet überwiegend nur auf Nachfragen von ihren Beschwerden. Der Leidensdruck wird im Gespräch deutlich.

Psychischer Befund. Die übergewichtige, humpelnde, im äußeren Erscheinungsbild gepflegte Klientin ist in allen Qualitäten orientiert. Es gibt keine Hinweise auf formale oder inhaltliche Wahrnehmungsstörungen, inhaltliche Denkstörungen, mnestische Störungen, auf Substanzmittelmissbrauch oder -abhängigkeit oder auf aktuelle Suizidalität. Das formale Denken ist grübelnd, inhaltlich auf negative Bewertungen und Ablehnung bezogen. Der Antrieb ist gesteigert. Die Stimmung ist überwiegend ängstlich.

Die Klientin hat ein psychogenes Krankheitsverständnis.

3. Somatischer Befund/Konsiliarbericht

Siehe beiliegenden Konsiliarbericht. Gehbehinderung seit einem Sportunfall mit 12 Jahren.

4. Behandlungsrelevante Angaben zur Lebensgeschichte (ggf. auch zur Lebensgeschichte der Bezugspersonen), zur Krankheitsanamnese, zum funktionalen Bedingungsmodell (VT)

Familiäre Entwicklung. Die Klientin sei zusammen mit ihrem Bruder (–3 J.) bei ihren Eltern aufgewachsen. Der Vater sei durch ein Krebsleiden verstorben. Die Mutter sei gelernte Näherin, heute berentet. Sie leide unter beginnender Demenz, lebe seit sechs Monaten bei ihnen im Haus. Der Vater habe auf Montage gearbeitet und sei monatlich nur eine Woche zu Hause gewesen. Die Ehe der Eltern sei gut verlaufen. Die Mutter habe einerseits gemacht, was der Vater wollte und ihn „auf ein Podest gehoben", andererseits sei sie sehr hart, ohne Taktgefühl gegenüber anderen und dominant. Es zähle, was sie wolle. Vor anderen wolle sie „super gut" dastehen, bei Problemen seien stets andere schuld. Die Klientin habe sich von ihr nicht geliebt gesehen und ihr nicht vertraut, da sie alles weitererzählt habe.❶ Den Vater beschreibt die Klientin als interessierter und hilfsbereiter, er habe jedoch ebenfalls keine andere Meinung geduldet, Wert auf Leistung und Pünktlichkeit gelegt. Sei sie mal fünf Minuten zu spät gekommen, habe er sie geschlagen. Wenn die Mutter ihm die Geschehnisse der Woche erzählt habe, die ihr nicht passten, habe der Vater gesagt: „Ich bin enttäuscht von dir", weshalb die Klientin gedacht habe, dass er sie jetzt nicht mehr möge. Sie habe sich deswegen ständig bemüht, die Erwartungen der Eltern zu erfüllen, um eine gute, liebenswerte Tochter zu sein.❶

Zum Bruder habe die Klientin kein sehr enges Verhältnis. Sie habe viel auf ihn aufpassen müssen und wenn er Probleme gemacht habe, sei die Mutter auf sie ärgerlich gewesen. Sie habe sich dann in ihrer Annahme bestätigt gesehen, nicht liebenswert zu sein.❶

Schule/Beruf. Nach der Grundschule habe sie die Hauptschule absolviert. Mit 12 Jahren habe sie nach einem Sportunfall eine leichte Gehbehinderung behalten.⓿ Manche Kinder hätten sie gehänselt, weshalb sie sich abgelehnt erlebt und geschämt habe.❶ Der Vater habe sich für ihre Noten interessiert, ihr teilweise beim Lernen geholfen und gefordert, dass sie sehr gute Leistungen erbringe. Er habe gesagt, dass sie besser sein müsse als andere, wenn sie es im Leben zu etwas bringen wolle, gerade wegen ihrer Gehbehinderung.❷

Nach der Schule habe sie eine Lehre zur medizinischen Fachangestellten absolviert. Bis zur Geburt der ersten Tochter mit 23 Jahren habe sie in diesem Beruf gearbeitet.

Mit 25 sei sie Mutter einer weiteren Tochter worden. Seit Ende der Elternzeit arbeite sie wieder als MFA in einer Arztpraxis. Sie arbeite seit Jahren Vollzeit und zusätzlich in einem Nebenjob. Sie müsse arbeiten, da ihr Mann nicht die volle Rente bekäme und sie sonst das Haus und den Unterhalt nicht finanzieren könnten und umziehen müssten. Damit würde es ihrem Mann und ihrer Mutter so schlecht gehen, dass sie dann denke, sie sei schuld daran, hätte versagt und sei weniger wert.❹

Sexuelle/körperliche Entwicklung. Unauffällig. In der Partnerschaft sei sie mit dem Sexualleben zufrieden.

Freundschaften/soziale Kontakte/Partnerschaft. Die Klientin sei sozial gut eingebunden gewesen. Sie habe aktuell einen kleinen Freundeskreis, sehe ihre Freundinnen jedoch nicht mehr, da sie sich keine Zeit nehme, weil die Mutter so viel Unterstützung benötige. Sie habe das ihrem Vater versprochen. Wenn sie es nicht täte, sei sie eine schlechte Tochter und taugte nichts.❹ Hätte sie mal Zeit, unternehme sie etwas mit ihrem Mann, damit dieser nicht sauer reagiere. Sonst denke sie auch, dass sie nicht liebenswert sei.❶

Mit 18 Jahren sei sie ausgezogen, da ihre Eltern ihren Mann nicht akzeptiert hätten, Heirat mit 20 Jahren. Es sei das einzige Mal gewesen, dass sie sich den Eltern widersetzt habe. Sie habe stets Kontakt zu ihnen gehalten, um keine schlechte Tochter und nicht liebenswert zu sein.❶❸ Sonntags seien sie beispielsweise zu den Eltern gefahren, da die das so erwartet hätten und sie das als gute Tochter zu erfüllen hatte.❶❸ Hätten sie und ihr Mann versucht, eigene Wünsche durchzusetzen, hätten die Eltern gefragt, ob sie denn nicht wichtig genug seien. Aus Angst vor Ablehnung habe sie sich dann wieder angepasst.❸ Vor 14 Jahren seien sie beide in das Elternhaus des Mannes gezogen, um sich um dessen Mutter zu kümmern, zu der sie zwar kein gutes Verhältnis gehabt habe, doch sie habe ihren Mann nicht enttäuschen und verhindern wollen, dass er ihretwegen Probleme mit seiner Mutter bekäme. Das hätte bedeutet, dass sie schuld und ein schlechter Mensch sei.❹ Die eigenen Kinder habe sie so erzogen, dass sie ihre Meinung sagen dürften, damit es ihnen nicht so gehe wir ihr, denn dann hätte sie als Mutter versagt.❹

Krankheitsanamnese. Soziale Ängste seit der Kindheit. Gehbehinderung seit 12 Jahren, s. a. beiliegenden Konsiliarbericht.

Anmerkungen:

⓿ Organismusvariablen und organische Symptome des Selbstwertproblems
❶ Hinweis auf Verknüpfen zwischen Selbstwert und Beliebtheit
❷ Vater als Leistung fordernde Erziehungsperson als Modell für die Klientin
❸ Hinweis auf das SWP und die Bewältigungsstrategie der Klientin: Anpassung, Unterordnung (negative Verstärkung)

❹ Hinweis auf Verknüpfen zwischen Selbstwert und Beliebtheit aufgrund von Leistung

Problem- und Verhaltensanalyse

Makroanalyse. Die familiären Bedingungen, in denen die Klientin aufwuchs, begünstigen, dass sie nur wenig Selbstvertrauen, Selbsteffizienz und kein positives Selbstbild entwickelt. Selbstsichere Verhaltensweisen und Abgrenzungsversuche werden bestraft, Akzeptanz erlebt sie über Anpassen und Unterordnen. Sie lernt, ihren Selbstwert an Beliebtheit aufgrund von Leistung zu knüpfen („Ich bin nur wertvoll, wenn ich etwas leiste und andere mit mir zufrieden sind“). Durch Anpassen und Übernehmen der elterlichen Regeln und Normen wird dies zu Hause und durch das spätere soziale Umfeld verstärkt und aufrechterhalten.

Am Arbeitsplatz und zu Hause sorgt sich die Klientin vermehrt davor, zu versagen, als Taugenichts zu gelten und damit nicht liebenswert zu sein. Sie versucht, dies durch Mehrarbeit und Anpassung unter Verzicht auf eigene Interessen zu bewältigen. Reagieren manche dennoch unzufrieden, versucht sie, dies mit noch mehr Einsatz wett zu machen. Dies führt zu zunehmender Erschöpfung mit Körpersymptomen. Kurzfristig erreicht die Klientin durch das angepasste, auf die Bedürfnisse anderer ausgerichtete Verhalten eine Angstreduktion ($\not{C}^-$) und manchmal Lob (C^+). Langfristig wird die Symptomatik aufrechterhalten und sukzessive verstärkt, weil die Denk- und Verhaltensmuster aufgrund des dysfunktionalen Verknüpfens von Selbstwert und Beliebtheit bestehen bleiben.

Mikroanalyse: Ein typisches Beispiel für das Selbstwertproblem

S: Ich sitze mit Mutter im Wohnzimmer. Sie sagt: „Kannst du mich Sonntag zu Ilse fahren? Wir wollen mal wieder Kaffee trinken.“

O: Knieschmerzen

$R_{kognitiv}$:

$K_{Perspektive}$: Eigentlich wollte ich mich Sonntag ausruhen, weil ich Samstag arbeite. Sie kann nicht mehr Auto fahren. Wer sich nicht um die bedürftige Mutter kümmert, ist schlecht, wird abgelehnt und ist weniger wert.

$K_{Schlüsse}$: Wenn ich das jetzt ablehne, ist sie sauer auf mich und ich wäre weniger wert.

$K_{Bewerten}$: Das wäre furchtbar.

$K_{Strategie}$: Du darfst das nicht ablehnen, sonst wirst du abgelehnt!

$R_{emotional}$: Angst (Stärke 4/10)

$R_{physiologisch}$: innere Anspannung und Unruhe

$R_{motorisch}$: Ich sage: „Gut, ich fahre dich."

K: kontinuierlich (kurzfristig wird das Unterstützen kontinuierlich positiv von der Umwelt verstärkt, die Klientin kann so die Angst reduzieren und erlebt Entspannung)

$C_{kurzfristig}$: Angstreduktion, Entspannung (negative Verstärkung)

$C_{langfristig}$: Aufrechterhalten und sukzessives Verstärken von Angst, da das dysfunktionale Verknüpfen von Selbstwert und Beliebtheit bestehen bleibt. Die Klientin lernt nicht, sich adäquat hinsichtlich eigener Ziele zu verhalten.

5. Diagnose

Selbstwertproblem mit F40.1 ICD-10 (soziale Phobien)

6. Behandlungsplan und Prognose

Therapieziele: Abbau des dysfunktionalen Selbstwertkonzepts, dadurch Abbau der sozialen Angstreaktionen.

Behandlungsplan: Bearbeiten des Selbstwertproblems durch

1) Einführen in das kognitive Modell der Emotionsentstehung und -steuerung
2) Herausarbeiten des eigenen Selbstwertkonzepts (hier: „Ich bin nur wertvoll, wenn ich etwas leiste und andere mit mir zufrieden sind") und seiner Konsequenzen (hier z. B. Überlastung, Verzicht auf angenehme Aktivitäten)
3) Prüfen des eigenen Selbstwertkonzepts hinsichtlich Angemessenheit mittels Disputtechniken und Sokratischem Dialog (Thema: „Was ist das: ein wertvoller Mensch?")
4) Aufbau eines vielschichtigen Selbstkonzepts (z. B. Selbstbild) ohne pauschales Selbstbeurteilen
5) Training des neuen Konzepts
   - auf theoretischer Ebene (zunächst eine Übungsleiter mit Situationen erstellen lassen, in denen die Klientin sich entwertet, Ablehnung befürchtet oder sich „unbeliebt macht". Anschließend dazu SAE-Modelle erstellen lassen [s. Stavemann, 2023])
   - auf imaginativer Ebene (Drehbücher für Problemsituationen erstellen und Vorstellungsübungen dazu durchführen lassen) sowie
   - durch In-vivo-Üben in den Situationen, die zuvor auf der Vorstellungsebene zielführend bewältigt wurden.

Prognose. Die Prognose ist günstig. Aufgrund des hohen Leidensdrucks, des langen Krankheitsverlaufs und der bisherigen motivierten Mitarbeit wird eine Langzeittherapie beantragt.

5.2 Ein singuläres Frustrationsintoleranzproblem (Forderer-Typus)

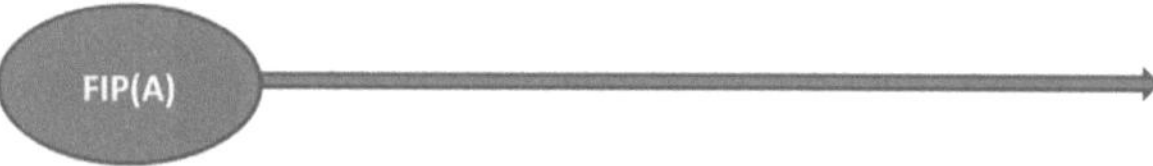

Abbildung 5.2: *Ein singuläres FIP(A)*

Fallbeispiel: Frau B

1. Relevante soziodemographische Variablen

54-jährige Klientin, Angestellte, verheiratet, drei Kinder (m., 24 J., 21 J., w. 19 J.)

2. Symptomatik und psychischer Befund

Die Klientin kommt zum Erstgespräch und klagt: „Ich bin tief im Keller." Sie könne sich seit Wochen über nichts mehr freuen, habe kaum Lust, arbeiten zu gehen, grüble ständig über ihre Vergangenheit und Zukunft.❶ Zudem leide sie seit 2010 unter einer chronischen Rückenerkrankung, die sich ungünstig auf die Beine auswirke.⓿ An manchen Tagen könne sie nur mit Schmerzen gehen. Sie erlebe dadurch Einschränkungen in ihrer alltäglichen Arbeit, weil sie dort verstärkte Beschwerden habe. Zudem seien die Einschränkungen auch im privaten Bereich so groß, dass sie keinen Sport mehr treiben könne. Das alles beeinträchtige ihre Lebensqualität seit Jahren und nerve sie, weil sie sich derart einschränken müsse.❷ Mittlerweile sei sie völlig demotiviert und verzweifelt, weil sich nichts ändere.❶

Sie habe Schwierigkeiten damit, einige ihrer Prinzipien aufzugeben, die bisher für sie wichtig gewesen seien, die sie nun aber nicht mehr erfüllen könne. So wolle sie einerseits ihren Job so machen, wie sie es für richtig halte. Das bedeute jedoch ständige Auseinandersetzungen mit anderen und eine Zunahme ihrer körperlichen Beschwerden. Andererseits könne sie nicht kündigen, da sie noch Geld verdienen müsse, um ihr Haus abzuzahlen und später mehr Rente zu bekommen.❷ Zur Psychotherapie komme sie, weil sie lernen wolle, mit ihrem Stress besser umzugehen und ihre körperlichen Beschwerden zu reduzieren. Sie müsse noch einige Jahre arbeiten, um sich später nicht einschränken zu müssen.❷

Anmerkungen:

⓿ Organismusvariable

❶ Indiz für eine depressive Symptomatik (s. Dialogbeispiel 1)

❷ Indizien für ein FIP(A): Einerseits Ärger über Einschränkungen und andererseits Ärger darüber, dass andere nach anderen Normen und Vorstellungen leben.

Dialogbeispiel 1: Erarbeiten der Symptomursache

Dialog:		Kommentar:
T:	*Sie sagten, dass Sie sich über nichts mehr freuen können. Was meinen Sie genau damit?*	Konkretisierung
K:	*Na, früher hatte ich wenigstens noch in meiner Freizeit Möglichkeiten, mich abzureagieren und zu machen, was ich will. Jetzt muss ich mich auch da wegen meiner Erkrankung einschränken.*	
T	*Und wie finden Sie das?*	T erfragt $K_{Bewerten}$
K:	*Na, ätzend!*	K nennt $K_{Bewerten}$ zu Ärger
T:	*Was bedeutet es für Sie, wenn Sie sich jetzt auch im Privatleben einschränken müssen?*	T erfragt den bei Ärger vorliegenden Normverstoß
K:	*Das ist unerträglich und ungerecht! Ich will nicht noch mehr Einschränkungen haben!*	Bestätigung des FIP(A)-Konzepts
T:	*Sie sagten, dass Sie keine Lust mehr haben, arbeiten zu gehen?*	Konkretisierung
K:	*Ich habe seit Jahren versucht, einen guten Job zu machen und mich bemüht, anderen etwas beizubringen. Aber keiner reagiert vernünftig darauf und ändert was. Es ist hoffnungslos.*	
T:	*Was ist für Sie so hoffnungslos, wenn niemand Ihre Bemühungen umsetzt?*	T erfragt $K_{Perspektive}$ zum FIP(A)
K:	*Ich halte so ein unprofessionelles Vorgehen nicht aus! Es sollte korrekt gemacht werden!*	Bestätigung des FIP(A)-Konzepts
T:	*Wozu machen Sie das seit Jahren mit?*	T klärt die Funktionalität und den Problembezug

K:	*Na, ich habe doch keine Alternative, weil ich mein Haus abzahlen muss und meine Rente nicht gekürzt werden darf, sonst kann ich später meinen Lebensstil nicht mehr halten.*	Erneute Bestätigung des FIP(A)-Konzepts

Auffälligkeiten in der Kontaktaufnahme. Die Klientin wirkt mitteilsam und interessiert. Sie berichtet klar strukturiert über ihre Beschwerden und antwortet auf Nachfragen adäquat. Im Gespräch wird Leidensdruck spürbar.

Psychischer Befund. Orientierung, Gedächtnis, Merkfähigkeit, Bewusstsein und Konzentration sind nicht gestört. Es bestehen keine formalen oder inhaltlichen Denkstörungen und keine Wahrnehmungsstörungen. Keine Hinweise auf Substanzmittelmissbrauch oder -abhängigkeit oder auf aktuelle Suizidalität. Die Stimmung ist überwiegend niedergeschlagen. Der Antrieb ist reduziert.

Die Klientin hat ein psychogenes Krankheitsverständnis.

Ergebnisse psychodiagnostischer Testverfahren. BDI: 25 (klinisch relevante Depression)

3. Somatischer Befund

Siehe beiliegenden Konsiliarbericht.

4. Behandlungsrelevante Angaben zur Lebensgeschichte (ggf. auch zur Lebensgeschichte der Bezugspersonen), zur Krankheitsanamnese, zum funktionalen Bedingungsmodell (VT)

Familiäre Entwicklung. Die Klientin sei in einer liebevollen, aber auch strengen Familienatmosphäre aufgewachsen. Zwischen den Eltern habe ein klares Rollenverständnis bestanden: Die Mutter sei für den Haushalt und die Kindererziehung, der Vater für das Geldverdienen zuständig gewesen. Die Mutter sei extrem harmoniebedürftig gewesen, habe beide Kinder gleich behandeln wollen, damit es gerecht zugehe.

Sei der Vater zu Hause gewesen, seien seine Entscheidungen maßgeblich gewesen. Er, Lehrer, sei mit 70 an Krebs verstorben und ein korrekter Mensch gewesen; autoritär und „gerade" habe er seine Meinung vertreten und sich eng an die eigenen Vorstellungen gehalten. Dafür habe er auch mit anderen gestritten und zu Hause seine Vorstellungen mit Schlägen durchgesetzt.

Die Klientin habe schon früh Wert auf Selbstbestimmung gelegt. Gegen Belohnung zu Hause zu arbeiten habe sie als befriedigend erlebt. Sie habe zwar geholfen, aber wie, habe sie selbst bestimmt. Sie habe eigene Lebensregeln aufgestellt, an denen sie sich orientiert habe. Mit Beginn der Lehre sei sie ausgezogen, um nach ihren eigenen Vorstellungen zu leben.❶

Beruf. Die Klientin sei mit sieben Jahren eingeschult worden und habe das Gymnasium mit dem Abitur beendet. Ihr sei durchgängig egal gewesen, wie andere sie bewerten. Sie habe ihre Meinung gesagt, was sich auch in schlechten Noten niedergeschlagen habe.❶ Nach der Schule habe sie an der Uni Pädagogik studiert. Danach habe sie an einer Fachhochschule als Lehrerin gearbeitet, mehrfach gewechselt, da sie immer wieder mit dem System nicht einverstanden gewesen sei, und mit anderen und deren Arbeitsweise ebenfalls nicht. Sie sei dann lieber gegangen, statt sich zu ändern.❶ Seit circa 14 Jahren arbeite sie als Angestellte beim Arbeitsamt. Diese Tätigkeit sei an Gesetze gebunden, die sie auch genau umsetzen würde. Zu Beginn ihrer Angestelltentätigkeit habe sie Anpassungsprobleme gehabt. Anweisungen ihres Chefs könne sie bis heute nicht nachvollziehen und konfrontiere ihn auch immer wieder damit.❶ Sie verstehe sich als Dienstleisterin, was andere Kolleg*innen und ihr Chef so für sich nicht sähen. Sie wolle für Gerechtigkeit sorgen, indem die vorgeschriebenen Gesetze so umgesetzt werden, wie vorgesehen – auch von ihren Vorgesetzten.❶ Kritisieren dürften sie nur Mann und Kinder. Was andere über sie denken, sei ihr egal.

Körperliche Entwicklung. 2010 sei eine chronische Rückenmarkserkrankung diagnostiziert worden. Es gehe ihr körperlich mal besser, mal schlechter, unter Stress beobachte sie eine körperliche Verschlechterung. Schmerzmittel nehme sie nur, wenn gar nichts mehr gehe. Siehe auch den beiliegenden Konsiliarbericht.

Sexuelle Entwicklung. Die sexuelle Entwicklung ist unauffällig. Durch die Erkrankung sei das Sexualleben zwar deutlich eingeschränkt, ihrem Mann und ihr würde die körperliche Nähe des anderen allerdings reichen.

Psychosoziale Entwicklung. Die Klientin sei sowohl im Kindergarten als auch in der Schule immer Außenseiterin gewesen. Gegenüber Erwachsenen habe sie sich respektvoll verhalten. Alter sei für sie jedoch kein Privileg, um ihr zu sagen, wo es lang gehe. Mitten in einer Gruppe sei sie nie gewesen. Auch heute noch habe sie eher eine Randposition in Gruppen, da sie manche Verhaltensweisen nicht tolerabel finde und dies dann auch äußere. Als sie z. B. gehört habe, dass sich Kolleg*innen in Teamsitzungen auch über private Themen unterhalten wollten, habe sie durchgesetzt, nicht mehr an jeder Sitzung teilnehmen zu müssen. Das sei auch gut so.❶

Partnerschaft/Ehe. Die Klientin sei seit 16 Jahren verheiratet, ein Paar seien beide seit 26 Jahren. Mit der Beziehung sei sie zufrieden. Beide hätten mittlerweile eine gute Streitkultur. Sie habe einen guten Kontakt zu ihren drei Kindern. Früher habe sie Probleme gehabt und sich auch über das Verhalten ihrer Kinder und ihres Mannes aufgeregt, dies jedoch erfolgreich geändert, sonst hätte die Ehe keine weitere Zukunft gehabt.

Anmerkungen:

❶ Indizien für ein FIP(A)-Konzept

Problem- und Verhaltensanalyse

Makroanalyse. Die Klientin wächst in einem Elternhaus auf, in dem beide Eltern klare Regeln fordern und ihr Verletzen bestrafen. Beide (v. a. der Vater) sind Modelle für rigides Schwarz-Weiß-Denken in „Richtig"- und „Falsch"-Kategorien sowie für „Gerechtigkeitsdenken". Dies führt zu einer ausgeprägten Normenorientiertheit der Klientin. Sie lernt, dass man Forderungen an die Umwelt stellen darf und sich bei nicht erfüllten Forderungen ärgert.

Neben den elterlichen Normen stellt die Klientin auch eigene auf (z. B. „Im Team darf man keine Arbeit aus Faulheit auf Kolleg*innen abwälzen, das ist unfair"). Sie fordert diese ebenso rigide von anderen ein, wie ehemals ihre Modelle, so z. B., dass andere nach ihren Normen zu leben haben. Tun sie dies nicht, streitet sie um ihr „Recht", bleibt unnachgiebig und wechselt lieber die Bezugsgruppe oder den Arbeitsplatz, als Kompromisse zu suchen.

Ausgelöst durch ihre Erkrankung kann die Klientin jedoch nicht mehr so leicht wie bisher mit der „Kopf durch die Wand"-Strategie agieren oder Situationen durch Verlassen bewältigen, da sie sonst ein Verschlimmern ihres körperlichen Zustandes erlebt oder Konsequenzen in Kauf nehmen muss, die sie ebenfalls nicht erdulden möchte. Sie zieht sich zunehmend resigniert zurück. Kurzfristig erlebt sie so eine Ärger- und Anspannungsreduktion ($₵^{-}$). Langfristig aufrechterhalten und sukzessive verstärkt wird die Symptomatik durch das FIP(A)-typische Fordern, andere sollten sich an den Normen und Zielen der Klientin orientieren.

Mikroanalyse: Ein typisches Beispiel für das FIP(A)

S: Ich sitze im Konferenzraum mit fünf Kollegen.

O: Chronische Rückenerkrankung mit Beeinträchtigung der Beine

R^{kognitiv}:

$K_{\text{Perspektive}}$: Die Kolleg*innen reden über Wochenendaktivitäten. Teamsitzungen sind aber ausschließlich für berufliche Belange gedacht. Die müssen sich an die Regeln halten, weil ich das richtig finde!

$K_{\text{Schlüsse}}$: Jetzt reden die schon wieder über Privates in einer Teamsitzung. Das hat dort nichts zu suchen. Die sollen sich gefälligst an die Regeln halten.

K_{Bewerten}: Unverschämtheit!

$K_{\text{Strategie}}$: Das darf man denen nicht durchgehen lassen!

R^{emotional}: Ärger (Stärke 6/10)

$R_{physiologisch}$: Herzklopfen, Anspannung, Schmerzen in den Beinen, innere Unruhe

$R_{motorisch}$: Ich lehne mich zurück und schließe die Augen.

K: kontinuierlich

$C_{kurzfristig}$: Pause und Entlastung (negative Verstärkung)

$C_{langfristig}$: Aufrechterhalten und sukzessives Verstärken von Ärger (oder Niedergeschlagenheit, wenn die Klientin den Fokus darauf richtet, andere ändern zu wollen und damit ein Ziel verfolgt, das nicht in ihrer Macht steht). Sie ist auch nicht bereit, die Konsequenzen ihres Ziels (in diesem Beruf bis zur Rente arbeiten zu wollen) zu tragen.

5. Diagnose

Frustrationsintoleranzproblem vom Typ A (Forderer-Typus) mit F32.1 (mittelgradige depressive Episode)

6. Behandlungsplan und Prognose

Mit der Klientin erarbeitete Therapieziele: Abbau der Frustrationsintoleranz, dadurch Abbau der depressiven sowie der Ärgersymptomatik

Behandlungsplan. Zunächst wird Kurzzeittherapie beantragt, um zu prüfen, ob die Therapiemotivation und Änderungsbereitschaft der Klientin hinreichend ist, um ihre Frustrationstoleranz sukzessive zu erhöhen. Das Bearbeiten der Frustrationsintoleranz geschieht durch:

1) Einführen in das kognitive Modell der Emotionsentstehung und -steuerung
2) Herausarbeiten der Ursachen und der Konsequenzen von Frustrationsintoleranz (A)
3) Herausarbeiten der eigenen Intoleranzen anhand des SKR-Modells, hier: das Fordern nach Gerechtigkeit und danach, dass andere sich an das halten sollen, was sie richtig findet.
4) Prüfen der Erwartungen und Forderungen sowie der emotionalen Reaktionen auf Angemessenheit mittels Disputtechniken und Sokratischem Dialog (Thema: „Was ist das: richtig?“)
5) Lebenszielanalyse und -planung sowie Aufbau neuer, adäquater Zielvorstellungen (was will und kann die Klientin mit ihre körperlichen Einschränkungen erreichen?)
6) Aufbau von Akzeptanz hinsichtlich notwendiger Kosten für das Zielverfolgen; Training der reflexiven Persönlichkeit, um die Relativität von „richtig“ und „falsch“ zu erkennen; dazu Übungen zum sozialen Perspektivwechsel und zur Akzeptanz des Unbeeinflussbaren.

7) Training des neuen Konzepts
   - auf theoretischer Ebene (dazu eine Übungsleiter mit Situationen erstellen lassen, in denen die Klientin Intoleranz zeigt, dazu SAE-Modelle erstellen lassen [s. Stavemann, 2023]),
   - auf imaginativer Ebene (Drehbücher für Problemsituationen erstellen lassen und Vorstellungsübungen dazu durchführen) und
   - durch In-vivo-Üben in Situationen, die zuvor auf der Vorstellungsebene zielführend bewältigt wurden.

Prognose. Die Prognose ist aufgrund der ausgeprägten Frustrationsintoleranz eher ungünstig. Aufgrund des hohen Leidensdrucks, der erfolgten Änderungen im Umgang mit Mann und Kindern sowie der bisherigen motivierten Mitarbeit wird zunächst eine Kurzzeittherapie (12 Einzelsitzungen á 50 Min.) zum weiteren Überprüfen der Veränderungsmotivation begonnen. Verläuft diese erfolgreich, ist aufgrund der Problempersistenz und der inzwischen gut gebahnten dysfunktionalen Konzepte ein Umstellen auf Langzeittherapie notwendig.

5.3 Ein singuläres existenzielles Problem

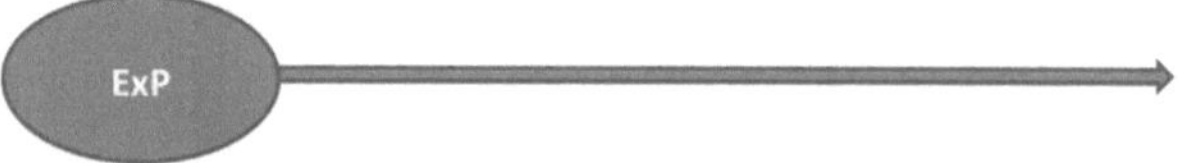

Abbildung 5.3: *Ein singuläres ExP*

Fallbeispiel: Herr C

1. Relevante soziodemographische Variablen

41-jähriger Klient, Vollzeit tätig in Maschinenbaufirma, verheiratet, zwei Söhne (4 J., 2 J.).

2. Symptomatik und psychischer Befund

Der Klient kommt nach einigen Arztbesuchen zur Psychotherapie, da ihm dies von einer Psychiaterin und einem Freund empfohlen worden sei. Die Ursachen seiner Beschwerden seien trotz diverser Untersuchungen nicht geklärt und die Ärzt*innen meinten, dass seine körperlichen Beschwerden psychisch bedingt sind. Er sorge sich, dass die Körpersymptome Hinweise auf eine unentdeckte Krankheit sein könnten, dass diese nicht rechtzeitig erkannt und behandelt werde und er daran sterben könne.❶ Begonnen hätten die körperlichen Beschwerden 2005, als seine Schwester an Krebs erkrankt sei. Er habe zunächst ein Kribbeln mit rechtsseitigen Taubheitsgefühlen in Hand, Arm und Bein gespürt. Hinzugekommen sei dann ein Schwindel („alles kippelt durcheinander"). Er sei zu diversen Ärzt*innen gegangen, habe u. a. seine Nerven „durchmessen" lassen, innerhalb von vier Jahren dreimal den Kopf „durchscannen" lassen, alles ohne Befund.❷ Die körperlichen Beschwerden hätten sich im Laufe der Zeit zudem verändert. Er habe früher Herzstolpern oder länger andauernde Übelkeit gehabt, wenn er sich beruflich oder privat gestresst habe. Aktuell habe er neben den Taubheitsgefühlen und dem Schwindel auch Augenprobleme, sehe immer wieder ein Flimmern im Blickfeld, wenn er konzentriert auf den Computer schaue oder Auto fahre.❷ Er könne sich schlecht konzentrieren, habe Durchschlafprobleme und belaste sich körperlich kaum noch, da er sich schonen wolle, solange die Ursache seiner Symptome unklar sei. Er nehme jetzt ein Antidepressivum mit beruhigender Wirkung, wodurch er weniger Angst spüre.❸

Anmerkungen:

❶ Indiz für ein existentielles Problem

❷ Noch zu klären: An welcher Krankheit fürchtet der Klient zu leiden und wie kommt er darauf?

❸ Noch zu klären: Wozu nimmt der Klient das Medikament? Es könnte einen Hinweis auf ein FIP(B) geben (Symptome nicht ertragen wollen) oder auf ein hierarchisches ExP (Angst vor Angst oder davor, verrückt zu werden sowie davor, tödlich zu verunglücken). Auch sollte nach ärztlicher Abklärung Ziel sein, das Medikament abzusetzen, um eine Verbesserung des Befindens nicht auf das Medikament zurückführen zu können.

Dialogbeispiel: Symptomursache erarbeiten und Behandlungsmotivation prüfen

Dialog:		**Kommentar:**
T:	*Sie sagten, dass die Ärzte meinen, Ihre Körpersymptome seien psychisch bedingt. Was glauben Sie?*	T erfragt K's Krankheitsmodell und versucht, einen Hinweis auf den Problembereich zu bekommen.
K:	*Ich glaube, dass die körperlichen Symptome ein Hinweis auf eine unentdeckte Erkrankung sind.*	T klärt die Therapiemotivation

T:	*Und dann kommen Sie zur Psychotherapie?*	
K:	*Ich kenn' mich da selbst nicht gut aus, vielleicht ist da ja was dran.*	
T:	*Heißt das, Sie schließen es nicht aus, dass Ihre Körpersymptome durch psychische Faktoren verursacht sind?*	
K:	*Ich möchte das auf jeden Fall gern klären.*	
T:	*Okay, das können wir hier tun. Unter welcher Krankheit glauben Sie zu leiden?*	Explorationsfrage
K:	*Es könnte etwas im Kopf sein, sowas wie ein Hirntumor. Oder ich habe was am Herzen oder den Gefäßen.*	
T:	*Weshalb haben Sie die gleichen Untersuchungen mehrfach gemacht?*	Explorationsfrage
K:	*Na, damit ich sicher weiß, dass ich nicht krank bin.*	
T:	*Dazu reicht Ihnen z. B. nicht* ***ein*** *CT?*	Explorationsfrage
K:	*Na ja, wenn die Symptome nicht weggehen, könnten die was übersehen haben. Man hört das ja immer wieder. Ich will ganz sicher sein, dass ich nicht krank bin und sterben muss.*	Bestätigung des ExP-Konzepts

Auffälligkeiten in der Kontaktaufnahme. Der Klient zeigt sich im Kontakt offen. In der Beschwerdeschilderung dominieren Angstgedanken und er katastrophisiert die körperlichen Beschwerden. Leidensdruck wird spürbar.

Psychischer Befund. Der Klient ist in allen Qualitäten orientiert. Es gibt keine Hinweise auf formale oder inhaltliche Denk- und Wahrnehmungsstörungen, inhaltliche Denkstörungen, mnestische Störungen, auf Substanzmittelmissbrauch, -abhängigkeit oder aktuelle Suizidalität. Die Stimmung ist überwiegend ängstlich. Der Antrieb ist ungestört.

Der Klient hat noch kein ausreichendes bio-psycho-soziales Krankheitsverständnis.

3. Somatischer Befund

Siehe beiliegenden Konsiliarbericht.

4. Behandlungsrelevante Angaben zur Lebensgeschichte (ggf. auch zur Lebensgeschichte der Bezugspersonen), zur Krankheitsanamnese, zum funktionalen Bedingungsmodell (VT)

Familiäre Entwicklung. Der Klient sei zusammen mit seiner Schwester (–3 Jahre, 2009 an Krebs verstorben) bei den leiblichen Eltern aufgewachsen. Die Familienatmosphäre sei insgesamt ruhig und fürsorglich gewesen. Die Mutter sei als Hauptbezugsperson ordentlich und liebevoll umsorgend gewesen. Sie habe auch während ihrer Krebserkrankung, wenn es ihr besser ging, engagiert den Haushalt geführt und sich bemüht, alle gut zu versorgen. Der Vater (68 Jahre, berentet) habe als Unternehmensberater viel Geld verdient, sei fleißig und eher ruhig, zeige wenig Gefühlsschwankungen. Die Ehe der Eltern sei nicht gut gewesen, wäre die Mutter 1985 nicht an Krebs erkrankt und nach 12 Jahren daran verstorben, hätten sie sich wahrscheinlich getrennt.

2005 sei die Schwester ebenfalls an Krebs erkrankt und nach mehreren Behandlungsversuchen 2009 verstorben. Zur Schwester habe der Klient eine gute Beziehung gehabt, sie während ihrer Krankheit viel unterstützt. Nach ihrem Tod habe er sich vermehrt gesorgt, der nächste zu sein und daraufhin einige Kontrolluntersuchungen initiiert.❷ Sein Vater habe nach dem Tod der Mutter wieder geheiratet. Dadurch seien zwei Stiefgeschwister in die Familie gekommen. Eine Stiefschwester habe nebenan gewohnt. Sie sei ebenfalls an Krebs erkrankt und innerhalb eines Jahres verstorben. Danach sei er noch ängstlicher gewesen, habe sich vermehrt beobachtet. Zum Stiefbruder habe er kein enges Verhältnis.

Körperliche/sexuelle Entwicklung. Unauffällig.

Schule/Beruf. Realschule mit 16 Jahren beendet, danach das Gymnasium mit Abitur abgeschlossen. Guter Kontakt zu Mitschüler*innen. Das Lernen sei ihm nicht so leicht gefallen. In dieser Zeit habe er manchmal innere Anspannung und Unwohlsein, manchmal Schwindel gehabt, sich jedoch deshalb noch nicht geängstigt. Nach der Schule ein Jahr Zivildienst, dann ein fünfjähriges Wirtschaftsstudium. Seit dem Studium arbeite er bis heute in einer Maschinenbaufirma in Vollzeit. Da er seinen Körper ständig beobachten müsse, um sicher zu sein, dass nichts Schlimmes drohe, habe er Konzentrationsprobleme und schaffe seine Aufgaben nicht mehr so schnell. Wenn Kolleg*innen über Krankheitsfälle in der Familie berichten würden, gehe er schnell weg, um sich nicht zu fürchten, an einer unentdeckten Krankheit zu sterben.❷

Freundschaften/soziale Kontakte/Partnerschaft. Der Klient sei von Kindheit an sozial gut eingebunden gewesen. Zu seiner Frau habe er eine gute Beziehung gehabt, mittlerweile sei sie jedoch von seinen ständigen Krankheitssorgen oft genervt. Sie kümmere sich um die Kindererziehung und den Haushalt, er verdiene das Geld. Beide seien ein eingespieltes Team, benötigten wenige Absprachen.

Krankheitsanamnese. Der Klient habe sich schon als Kind für nicht belastbar gehalten, da er oft schlapp und erschöpft gewesen sei. Seit dem Tod der Schwester fürchte er sich vermehrt, selbst an einer unentdeckten Krankheit zu sterben. Er beobachte seinen Körper und bemerke dadurch vermehrt Körpersymptome, weshalb er noch mehr fürchte, krank sein und sterben zu können, wenn keine rechtzeitig Behandlung erfolge.❸ Durch den Tod der Stiefschwester sieht der Klient seine Befürchtungen erneut bestätigt.❶

Anmerkungen:

❶ Indiz für ein ExP

❷ Indiz für ein ExP: Der Klient nutzt Arztkontakte und Kontrolluntersuchungen sowie Fluchtverhalten zur Angstreduktion.

❸ Indiz für einen Aufschaukelprozess der Angst (Ketten-SKR als Angstspirale).

Problem- und Verhaltensanalyse

Makroanalyse. Der Klient wächst in einer behüteten, durch die Krankheit der Mutter belasteten Familienatmosphäre auf. Er erlebt eine kranke Mutter und die Ohnmacht des medizinischen Systems. Diese Erfahrung und das Selbstbild, körperlich schwach und nur gering belastbar zu sein, unrealistische Einstellungen zum Funktionieren des Körpers („Ein gesunder Körper ist frei von Beschwerden") sowie die Tendenz, körperlichen Symptomen erhöhte Aufmerksamkeit zu widmen und diese zu katastrophisieren, begünstigen den Aufbau eines existentiellen Problems. Durch Erkrankung und Tod der Schwester wie auch der Stiefschwester wird das ExP mit den dementsprechenden dysfunktionalen Kognitionen weiter verstärkt (kognitive Ebene). Das Anspannungsniveau steigt (somatische Ebene). In Phasen erhöhter Belastungen führt der interozeptive Wahrnehmungsstil des Klienten mit seinen Fehlinterpretationen der Körpersymptome zu deren Verstärkung (somatosensorische Verstärkung). Die Copingstrategien (kurzfristiges Schonverhalten, Flucht aus der Situation, Arztkontakte mit vielfältigen Kontrolluntersuchungen) führen kurzfristig zu Erleichterung im Sinne einer negativen Verstärkung, langfristig zum Aufrechterhalten und sukzessiven Verstärken der Symptome: interozeptiver Wahrnehmungsstil, Fehlbewerten der Körpersymptome als Gefahrenindizes, Anzweifeln der Arztbefunde, körperliche Inaktivität, Sicherheitsstreben.

Mikroanalyse: Ein typisches Beispiel für das ExP und eine Angstspirale (Ketten-SKR)

S: Ich sitze auf der Bettkante.

O: Keine Hinweise auf biologische Ursachen des Problems.

R^{kognitiv}**:**

$K_{Perspektive}$: Ich habe schon lange wechselnde Körpersymptome ohne Befund. Jetzt ist mir auch noch schwindelig, dabei bin ich eben erst aufgestanden. Die Medizin ist noch nicht so weit, dass sie alle Krankheiten erkennt. Wer weiß, ob der Arzt mich überhaupt gründlich untersucht hat. Ärzte übersehen oft etwas. Ich brauche Sicherheit, dass bei mir alles okay ist. Wer unentdeckt erkrankt, kann sterben.

$K_{Schlüsse}$: Weil ich so schlapp bin, mir schwindlig ist, könnte ich eine unentdeckte Krankheit haben, an der ich sterben kann.

$K_{Bewerten}$: Das wäre schrecklich.

$K_{Strategie}$: Suche Sicherheit durch Kontrolle!

$R_{emotional}$: Angst (Stärke 3/10)

$R_{physiologisch}$: innere Anspannung, Herzklopfen

$R_{motorisch}$: Ich gehe ins Bad.

K: kontinuierlich

$C_{kurzfristig}$: Zunahme der Angst (C^-)

S: Ich stehe im Bad und schaue in den Spiegel.

O: Keine Hinweise auf biologische Ursachen des Problems.

$R_{kognitiv}$:

$K_{Perspektive}$: Ich brauche Sicherheit, dass bei mir alles okay ist. Wer unentdeckt krank ist, kann sterben. Mir ist schwindlig, ich habe Ringe unter den Augen und sehe blass aus.

$K_{Schlüsse}$: Wenn das schlimmer wird, könnte ich zusammenbrechen, nicht rechtzeitig Hilfe bekommen und sterben.

$K_{Bewerten}$: Das wäre schrecklich.

$K_{Strategie}$: Suche Sicherheit durch Kontrolle!

$R_{emotional}$: Angst (Stärke 5/10)

$R_{physiologisch}$: innere Anspannung, körperliche Erschöpfung, Herzklopfen

$R_{motorisch}$: Ich gehe zu meiner Frau in die Küche und trinke einen Schluck Wasser.

K: kontinuierlich

$C_{kurzfristig}$: Abnahme der Angst (negative Verstärkung)

$C_{langfristig}$: Aufrechterhaltung und sukzessive Verstärkung der Ängste durch dysfunktionale Bewältigungsstrategien.

5. Diagnose

Existentielles Problem mit F45.2 ICD-10 (hypochondrische Störung).

6. Behandlungsplan und Prognose

Mit dem Klienten erarbeitete Therapieziele:

1. Erarbeiten eines psychosomatischen Krankheitsverständnisses
2. Abbau der existentiellen Ängste und dadurch Abbau der hypochondrischen Symptomatik

Behandlungsplan. Bearbeiten der existentiellen Problematik durch

1) Einführen in das kognitive Modell der Emotionsentstehung und -steuerung
2) Herausarbeiten der existentiellen Befürchtungen anhand des SKR-Modells, hier: die Befürchtung, gleich sterben zu können und der Wunsch nach Sicherheit, nicht sterben zu müssen
3) Prüfen der Befürchtungen sowie der emotionalen Reaktionen auf Angemessenheit mittels Disputtechniken und Sokratischem Dialog (Thema: „Was ist das: Sicherheit?")
4) Reattribuieren der Bedeutung von physiologischer Erregung (erwünschte Anpassung des Organismus statt Gefahrensignal)
5) Aufbau von Akzeptanz hinsichtlich Unsicherheit, Kontrollunfähigkeit und unausweichlichen Alltagsgefahren mittels Disputtechniken und explikativer Sokratischer Dialoge
6) Training des neuen Konzepts
   - auf theoretischer Ebene (eine Übungsleiter mit Situationen erstellen lassen, in denen der Klient Körpersymptome provoziert und lernt, sich deswegen nicht zu ängstigen, dazu SAE-Modelle erstellen lassen)
   - auf imaginativer Ebene (Drehbücher für Problemsituationen erstellen lassen und Vorstellungsübungen dazu durchführen) und
   - durch In-vivo-Üben in den Situationen, die zuvor auf der Vorstellungsebene zielführend bewältigt wurden.

Prognose. Eingeschränkt günstige Prognose durch die ambivalente Krankheitseinsicht. Aufgrund des hohen Leidensdrucks und der bisherigen motivierten Mitarbeit wird zunächst eine Kurzzeittherapie (12 Einzelsitzungen á 50 Min.) zur Therapie des ExP und zum weiteren Überprüfen der Veränderungsmotivation begonnen. Wird ein bio-psycho-soziales Krankheitsverständnis übernommen und ist der Klient bereit, am ExP zu arbeiten, muss aufgrund der Problempersistenz sowie der inzwischen gut gebahnten dysfunktionalen Konzepte auf Langzeittherapie umgestellt werden.

6 Parallele Probleme

Zur Erinnerung: Parallele Probleme liegen vor, wenn mehrere singuläre Probleme unabhängig voneinander entstehen und bestehen.

6.1 Ein FIP(B) und ein SWP verlaufen parallel

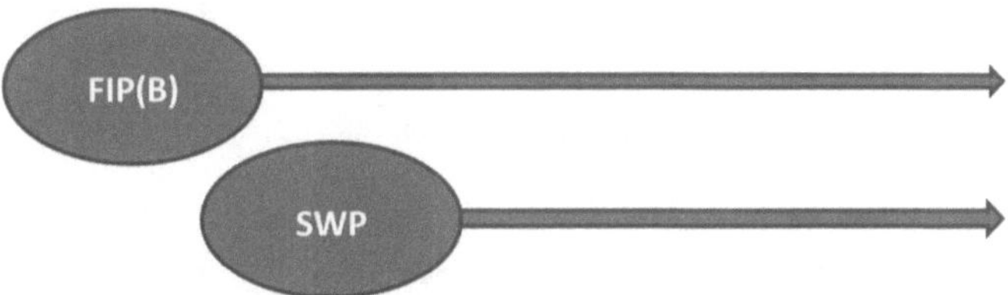

Abbildung 6.1: *Ein FIP(B) und ein SWP verlaufen parallel*

Fallbeispiel: Herr G

1. Relevante soziodemographische Variablen

27-jähriger Klient, ohne Ausbildung, Auslieferfahrer einer Pizzeria, ledig, nicht liiert.

2. Symptomatik und psychischer Befund

Der Klient kommt zum Erstgespräch und berichtet, dass er psychische Probleme habe. Er erlebe seine jetzige Situation als aussichts- und hoffnungslos.❶ Nichts bekomme er geregelt.❶❷ Er habe keinen Berufsabschluss, keine Beziehung und lebe noch bei den Eltern.❶ Er grüble viel, habe Konzentrationsprobleme und Schwierigkeiten, alltägliche Anforderungen zu bewältigen.❶ Er könne die Tage nicht strukturieren, sitze fast nur zu Hause herum, habe kaum Sozialkontakte und achte auch nicht auf die Ernährung.❶ Mittlerweile habe er 10 kg zugenommen und sei übergewichtig.❷ Er habe Schwierigkeiten mit dominanten Menschen. Wenn er z. B. von oben herab behandelt werde, reagiere er sauer und gehe aus dem Kontakt.❶ Im Job habe er oft den Eindruck gehabt, dass andere ihn ausnutzen wollten.❶ Er habe immer wieder Cannabis konsumiert, vor allem, wenn er depressiv gewesen sei.❷ Seit zwei Monaten sei er abstinent. Seine Probleme kämen in allen Bereichen vor. Hätte er sie nicht mehr, würde er nicht alles über den Haufen werfen, könnte entspannter leben und vor allem weiterkommen. So halte er sich für einen minderwertigen Versager, der nichts auf die Reihe kriegt.❸

Anmerkungen:

⓿ Hinweis auf eine depressive Symptomatik mit unklarer Problemursache (s. Dialogbeispiel 1)

❶ Dies kann ein Indiz für eine SWP oder FIP(B) sein. Noch zu klären (s. Dialogbeispiel 2)

❷ Hinweis auf ein FIP(B)

❸ Indiz für ein SWP

Dialogbeispiel 1: Erarbeiten der Symptomursache

	Dialog:	Kommentar:
T:	*Sie sagen, dass alles aussichts- und hoffnungslos sei – was meinen Sie mit „alles"?*	Explorationsfrage
K:	*Na, das ich jemals eine abgeschlossene Berufsausbildung habe, eine eigene Familie und so.*	
T:	*Weshalb ist das aussichtslos?*	Explorationsfrage
K:	*Na, ich bin 27 Jahre und habe keinen festen Job. Dafür habe ich zehn Kilo zugenommen. Wer will sich mit so einem wertlosen Versager abgeben?*	Bestätigung des SWP-Konzepts
T:	*Angenommen, jemand würde sich doch mit Ihnen abgeben und niemand würde Sie ablehnen. Hielten Sie sich dann immer noch für wertlos?*	Klärung, ob K seinen Wert über Leistung oder durch Beliebtheit wegen Leistung bestimmt.
K:	*Nein, dann nicht.*	Bestätigung: Beliebtheit wegen Leistung

Dialogbeispiel 2: Erarbeiten der Symptomursache

	Dialog:	Kommentar:
T:	*Weshalb haben Sie keinen Berufsabschluss?*	T will Fremdverursachung ausschließen und den aktiven Part des K herausarbeiten.
K:	*Das war mir irgendwann zu viel.*	
T:	*Was meinen Sie damit?*	Explorationsfrage
K:	*Na, ich musste da immer Aufgaben machen, die total schwierig waren oder super langweilig. Noch dazu das Lernen in der Berufsschule.*	Explorationsfrage
T:	*Und weshalb haben Sie die Ausbildung abgebrochen?*	
K:	*Ich hätte immer mehr tun müssen, um das zu schaffen.*	Explorationsfrage
T:	*Und haben Sie das dann gemacht?*	
K:	*Ich hätte es tun sollen, habe es aber nicht.*	
T:	*Weshalb nicht?*	Explorationsfrage
K:	*Ich hätte immer mehr tun müssen, um das zu schaffen.*	Explorationsfrage
T:	*Und haben Sie das dann gemacht?*	
K:	*Ich hätte es tun sollen, habe es aber nicht.*	
T:	*Weshalb nicht?*	Explorationsfrage
K:	*(zuckt mit den Schultern) Ich hatte ja keine Unterstützung und in meiner Freizeit habe ich andere Dinge gemacht.*	
T:	*Und wie haben Sie sich die Unterstützung vorgestellt?*	T prüft die Erwartungshaltung des K
K:	*Na, erstmal hätte ich ein besseres Laptop gebraucht, meines ist viel zu langsam. Dann wäre Nachhilfe gut gewesen, jemand, der sich mit mir hinsetzt und mir zeigt, wie das geht.*	
T:	*Und weshalb haben Sie sich das nicht besorgt?*	Explorationsfrage
K:	*Ich habe kein Geld und meine Eltern wollten mir nichts geben.*	
T:	*Und sich selbst das Geld verdienen?*	T prüft die Erwartungshaltung des K

K:	*Dann hätte ich ja gar keine Freizeit mehr gehabt.*	
T:	*Und?*	wie zuvor
K:	*Mann, das Leben muss auch ein bisschen Spaß machen, sonst hat das keinen Sinn.*	Bestätigung des FIP(B)-Konzepts. K ist nicht bereit, das Nötige für prinzipiell erreichbare eigene Ziele zu tun.

Auffälligkeiten in der Kontaktaufnahme etc. Der Klient zeigt sich im therapeutischen Kontakt eher verschlossen und abwartend. Mimik und Gestik wirken wenig lebendig. Er wirkt hilfesuchend, perspektiv- und ratlos. Bei den Beschwerdeschilderungen wird deutlich Leidensdruck spürbar.

Psychischer Befund. Der Klient ist in allen Qualitäten orientiert. Es gibt keine Hinweise auf formale oder inhaltliche Denk-, Wahrnehmungsstörungen, mnestische Störungen, auf aktuellen Substanzmittelmissbrauch, -abhängigkeit oder aktuelle Suizidalität. Die Stimmung ist überwiegend niedergeschlagen und ängstlich. Der Antrieb reduziert.

Der Klient ist ausreichend krankheitseinsichtig und zeigt ein psychogenes Krankheitsverständnis.

Ergebnisse psychodiagnostischer Testverfahren. Im BDI erreicht der Klient einen Wert von 26 (klinisch relevante Depression).

3. Somatischer Befund

Siehe beiliegenden Konsiliarbericht.

4. Behandlungsrelevante Angaben zur Lebensgeschichte (ggf. auch zur Lebensgeschichte der Bezugspersonen), zur Krankheitsanamnese, zum funktionalen Bedingungsmodell (VT)

Familiäre Entwicklung. Der Klient wächst zunächst als Einzelkind heran. Die Mutter (47 J., gelernte Bürokauffrau) sei fleißig, kontaktfreudig und liebevoll, der Vater (49 J., Schlosser, Technikermeister) dominant, am Klienten eher desinteressiert. Unten im Haus hätten die Großeltern mütterlicherseits gelebt. Die Oma sei seine wichtigste Bezugsperson in seiner Kindheit gewesen. Sie habe sich liebevoll um ihn gekümmert, ihn bei Problemen unterstützt. Bei ihr sei er verwöhnt worden und habe nicht im Haushalt mithelfen müssen.❶ Die Eltern hätten sich getrennt, als der Klient acht Jahre alt gewesen sei. Er habe weiter bei der Mutter gelebt, die zwei Jahre später wieder geheiratet habe. Seine Halbschwester sei ein halbes Jahr später auf die Welt gekommen. Die Mutter habe sich sehr um ihn bemüht, damit er sich nicht benachteiligt vorkomme.⓿ Zum Vater habe er regelmäßig Kontakt durch einen zuvor gerichtlich geregelten Umgang gehabt. Der habe ihm viele Geschenke gemacht, was die Mutter und der Stiefvater nicht gewollt hätten. Wenn er vom Vater gekommen sei, habe er sich gar nicht mehr im Haushalt beteiligt, sondern nur in seinem Zimmer am Computer gesessen. Sie hätten zwar versucht, ihn zu erziehen, und Regeln aufgestellt, aber bei Nichterfüllen hätten sie nur gemeckert, ihn als „Schmarotzer", „Nichtsnutz" bezeichnet, darüber hinaus habe es keine Konsequenzen gegeben.❶ Manchmal hätten sie ihn auch mit Mitschüler*innen verglichen, wie fleißig und aktiv diese seien. Er sei dann in sein Zimmer gegangen, um sich das nicht anhören zu müssen. Die Eltern hätten ihn gewähren lassen.❶ Wenn sie ihn als „Nichtsnutz" bezeichnet hätten, habe er sich ebenfalls so gesehen und sich schlecht gefühlt.❷

Schule/Beruf. Der Klient sei mit sechs Jahren eingeschult worden. Die Schule habe er mit dem Hauptschulabschluss beendet. Gelernt habe er in der Freizeit nicht, da seien ihm Sport und seine Kumpel wichtiger gewesen.❸ Die danach beim Onkel begonnene Ausbildung zum Einzelhandelskaufmann habe er nach einem Jahr abgebrochen, danach eine Ausbildung zum Bürokaufmann begonnen und diese ebenfalls nach acht Monaten abgebrochen, weil ihm das nicht gefallen habe. Ständig sei jemand gekommen und habe gesagt, was er noch tun soll. Das sei ihm zu stressig gewesen.❸ Die Aufgaben selbst seien auch nicht sein Geschmack gewesen. Irgendwann sei er einfach nicht mehr hingegangen. Es sei ihm egal gewesen, was das für Konsequenzen hat.❸ Er habe dann diverse Gelegenheitsjobs angenommen und immer wieder vorgehabt, eine Ausbildung zu beginnen, habe sich aber nicht aufraffen können, weil er nicht gewusst habe, was er will. Hinzugekommen sei aber auch, dass er sich schämte, mit viel Jüngeren in einer Klasse zu sitzen und befürchtete, dass er das mit dem Lernen wieder nicht hinbekomme, die anderen ihn dann auslachen und er als Versager dasteht, was ihm peinlich gewesen wäre.❷

Sexuelle Entwicklung und körperliche Entwicklung. Unauffällig

Psychosoziale Entwicklung/Partnerschaften. Er sei in der Schule mit seinen Mitschüler*innen ausgekommen, habe in Gruppen keine dominante Rolle gespielt, da ihm das zu anstrengend gewesen sei.❸ Seit einiger Zeit habe er sich zurückgezogen, damit niemand erkennt, dass er noch nichts in seinem Leben erreicht hat.❹ Er sei bisher nur zwei Partnerschaften eingegangen. Diese hätten aber nie lange gehalten, da ihn immer irgendetwas gestört habe und er sich nicht einschränken wollte.❸ Mittlerweile traue er sich kaum noch, Frauen anzusprechen, da er sich frage, was sie wohl von ihm halten, wenn sie hören, dass er noch keinen Berufsabschluss hat. Zudem sei er übergewichtig und befürchte deswegen Ablehnung, was sein negatives Selbstbild weiter verstärkte.❷

Aktuelle Lebenssituation. Der Klient lebe in zwei Zimmern bei seiner Oma, oben im Haus von Mutter und Stiefvater, da er für eine eigene Wohnung aktiver sein müsste, um mehr Geld zu verdienen, was er jedoch nicht schaffe. Das sei ihm zu viel.❸ Zu beiden bestehe ein gereiztes Verhältnis, da sie von ihm erwarteten, dass er endlich selbständig werde und einen Beruf erlerne. Er sei überwiegend zu Hause, vermeide Sozialkontakte, weil er sich schäme, wenn andere erfahren, wie er lebt.❷

Suchtmittelanamnese. Cannabiskonsum mit 19 Jahren in der Berufsschulzeit am Wochenende konsumiert, circa 1 Gramm, vier bis fünf Joints, erst aus Neugier, später zur Stimmungsverbesserung. Finanzierung des Cannabis über Ausbildungsgehalt. 2003 sei er in einer Entzugsklinik gewesen, habe sich nach 12 Stunden selbst wieder entlassen, da er sich dort sehr unwohl gefühlt habe. Danach ein sechswöchiges Heilverfahren in Bad Meinberg. Er habe nach dem Klinikaufenthalt wieder zu konsumieren begonnen und einige Jahre lang einen Joint/Tag geraucht, um sich aus seiner depressiven Stimmungslage zu holen.❸❺ Seit zwei Monaten sei er aus Geldmangel abstinent.

Anmerkungen:

⓿ Indiz für ein FIP(B) begünstigendes Bezugspersonenverhalten.
❶ inkonsequenter Erziehungsstil der Eltern als begünstigende Variable für das FIP(B).
❷ Indiz für ein SWP.
❸ Indiz für ein FIP(B).
❹ Noch ist unklar, ob dies ein Indiz für ein SWP oder ein FIP ist.
❺ Niedergeschlagenheit im Rahmen des FIP(B).

5. Problem- und Verhaltensanalyse

Makroanalyse. Der Klient wächst in einem Elternhaus auf, in dem die Erziehenden zwar Regeln fordern, deren Nichteinhalten aber nicht wirksam verfolgen. Vor allem die Mutter und die Oma verhalten sich überfürsorglich. Der Klient lernt nicht ausreichend, selbständig für sich zu sorgen, sondern verinnerlicht, dass andere für seine Bedürfnisbefriedigung zuständig sind und erwirbt die Haltung „Das Leben muss Spaß machen, es darf keinen Verzicht geben". Wird diese Erwartung frustriert, wechselt er z. B. die Ausbildungsstelle, trennt sich oder zieht sich zurück. Langfristige Konsequenzen blendet er dabei aus. Er lernt nicht, seine dysfunktionalen Denk- und Verhaltensmuster zu bewältigen, erreicht seine Ziele nicht. Die kurzfristig erlebte Entspannung ($₵^-$) wirkt verstärkend auf das Problemverhalten. Parallel hat er über die Normen der Mutter und des

Stiefvaters verinnerlicht, wie er zu sein hat, um von anderen gemocht zu werden und wertvoll zu sein: erfolgreich, aktiv und selbständig.

Ausgelöst durch das Erwachsensein, den Schritt in die Arbeitswelt und damit verbundene Anforderungen erlebt er zunehmend, dass seine Erwartungen nicht erfüllt werden. Er geht in die Vermeidung und den Rückzug, erreicht so kurzfristig Entlastung ($\not{C}^{-}$) und kann Dinge tun, die er mag (C^{+}), erreicht aber mittel- und langfristig seine Ziele nicht. Er schätzt seine Situation mittlerweile als hoffnungslos ein und dekompensiert depressiv. Parallel dazu besteht das alte Selbstwertkonzept und er stellt fest, dass er nicht selbständig, erfolgreich und fleißig ist, befürchtet deswegen Ablehnung, zieht sich weiter zurück, denkt zunehmend, dass es hoffnungslos ist, jemals wertvoll zu sein.

Aufrechterhaltende Faktoren und Funktionalität der Frustrationsintoleranzproblematik:

- **Intrapsychisch:** Kurzfristiges Maximieren von Lustgewinn und Bequemlichkeit, Reduktion von Anspannung durch Vermeiden unangenehmer Tätigkeiten.
- **Interindividuell:** Andere machen eine Zeit lang, was er möchte.

Aufrechterhaltende Faktoren und Funktionalität der Selbstwertproblematik:

- **Intrapsychisch:** Durch Bestimmen eines Wertes konnte der Klient sich zeitweilig als wertvoll ansehen und so Zufriedenheit oder Freude erleben. Er hat durch die Wertdefinition „Beliebtheit durch Leistung“ eine Orientierung dahingehend, was er tun kann, um wertvoll zu sein. Seit er dies als hoffnungslos ansieht, kann er einen weiteren Selbstwertverlust dadurch vermeiden, dass er dies als schicksalhaft annimmt.
- **Interindividuell:** Durch angepasstes, vermeidendes Verhalten verhindert der Klient Ablehnung und erhält zeitweise Zuspruch und Unterstützung. Dadurch kann er sich aufwerten und Zufriedenheit erleben.

Mikroanalyse (1): Ein typisches Beispiel für das FIP(B)

S: Montag, 10.00 Uhr, ich liege im Bett.

O: Keine Hinweise auf biologische Ursachen des Problems.

$\mathbf{R}_{\text{kognitiv}}$:

$K_{\text{Perspektive}}$: Eigentlich sollte ich jetzt aufstehen. Aber ich weiß nicht, was ich tun soll. Mich um einen Job kümmern kann ich nur, wenn es mir besser geht. Jetzt bin ich zu schlapp, da bringt das nichts. Wenn ich etwas mache, dann muss es auch was bringen.

$K_{Schlüsse}$: Wenn ich jetzt in meinem schlappen Zustand auf Jobsuche gehe, wird das sowieso nichts.

$K_{Bewerten}$: Es ist hoffnungslos.

$K_{Strategie}$: Wenn etwas keinen Spaß macht, lass es sein!

$R_{emotional}$: Niedergeschlagenheit (Stärke 4/10)

$R_{physiologisch}$: keine beobachtet

$R_{motorisch}$: Ich bleibe im Bett.

K: intermittierend

$C_{kurzfristig}$: Vermeidung von Aktivität und Anstrengung (negative Verstärkung)

$C_{langfristig}$: Aufrechterhalten und sukzessives Verstärken von Niedergeschlagenheit, da der Klient seine Ziele nicht verfolgt und somit auch keine Zufriedenheit erleben kann.

Durch die sozialen, ökonomischen und körperlichen Konsequenzen des Kurzfristhedonismus bringt der Klient sich in eine Lebenssituation, die im Vergleich mit anderen ungünstig ist. Da er sich mit anderen seiner Bezugsgruppe vergleicht und seinen Selbstwert davon abhängig macht, leidet er nun auch unter einem SWP.

Mikroanalyse (2): Ein typisches Beispiel für das parallele SWP

S: Ich sitze in meinem Zimmer.

O: Keine Hinweise auf biologische Ursachen des Problems.

$R_{kognitiv}$:

$K_{Perspektive}$: Morgen muss ich in die Stadt zu Behörden. Nur wer etwas kann, wird gemocht und ist wertvoll.

$K_{Schlüsse}$: Wenn ich jemanden treffe, könnte ich gefragt werden, wie es beruflich läuft. Weil ich keinen Beruf gelernt habe, könnte man mich für einen Versager halten und mich ablehnen. Dann wäre ich nichts wert.

$K_{Bewerten}$: Das wäre peinlich.

$K_{Strategie}$: Vermeide alles, wofür du abgelehnt werden könntest!

$R_{emotional}$: Angst (Stärke 4/10)

$R_{physiologisch}$: innere Anspannung und Unruhe

$R_{motorisch}$: Ich schaue fern.

K: kontinuierlich

$C_{kurzfristig}$: Entspannung und Ruhe (negative Verstärkung)

$C_{langfristig}$: Aufrechterhalten und sukzessives Verstärken von Angst, da das dysfunktionale Selbstwertkonzept und die gewählten Bewältigungsstrategien bestehen bleiben.

Besonderheit: Hier triggern sich das SWP und das FIP(B) gegenseitig. Das FIP(B) mit der Erwartung, dass Ziele erreichen angenehm und spaßbesetzt sein soll, führt dazu, dass sich der Klient weiterhin in eine ungünstige Lebenssituation bringt und Ziele nicht erreicht, weil dies nicht ohne Anstrengung geht. So ist er weiterhin um seine Wertigkeit besorgt. Die dadurch hervorgerufene negative Emotion führt dazu, dass er eine höhere Frustrationsschwelle überwinden muss, um aktiv zu werden. Dies wird aber durch das FIP(B)-Konzept „das Leben muss Spaß machen“ blockiert. Es entsteht ein dysfunktionaler Kreislauf, der die depressive Reaktion aufrechterhält und verstärkt.

6. Diagnose

- Frustrationsintoleranzproblem vom Prokrastinations-Typus mit F33.1 ICD-10 (rezidivierende depressive Störung, ggw. mittelgradige Episode)
- Selbstwertproblem mit F40.1 ICD-10 (soziale Phobien)

7. Behandlungsplan und Prognose

Mit dem Klienten erarbeitete Therapieziele:

1: Abbau der Frustrationsintoleranz und damit der depressiven Reaktion, dazu Klären der kurz- und langfristigen Lebensziele als Voraussetzung für den Veränderungsprozess
2: Abbau der Selbstwertproblematik und damit der Angstsymptomatik

Zunächst wird mit einer Probetherapie begonnen, um die Therapiemotivation und Änderungsbereitschaft des Klienten zu prüfen und um seine Frustrationstoleranz sukzessive zu erhöhen.

Behandlungsplan. Bearbeiten der Frustrationsintoleranz vom Typ (B):

1) Einführen in das kognitive Modell der Emotionsentstehung und -steuerung
2) Herausarbeiten der Ursachen und der Konsequenzen von Frustrationsintoleranz
3) Herausarbeiten der eigenen Intoleranzen anhand des SKR-Modells
4) Prüfen der Erwartungen und Forderungen sowie der emotionalen Reaktionen auf Angemessenheit mittels Disputtechniken
5) Lebenszielanalyse und -planung sowie Aufbau neuer, adäquater Ziele, den aktuellen Aktivitäten-Status durch Wochenpläne erheben; klären, was der Klient leisten will und schrittweise umsetzen kann, Aktivitätenplan

6) Aufbau von Akzeptanz hinsichtlich notwendiger Kosten für das Verfolgen der Ziele
7) Training des neuen Konzepts
   - auf theoretischer Ebene: zunächst eine Übungsleiter mit Situationen erstellen lassen, in denen der Klient Intoleranzen zeigt, anschließend dazu SAE-Modelle erstellen lassen
   - auf imaginativer Ebene: Drehbücher für Problemsituationen erstellen lassen und Vorstellungsübungen dazu durchführen und
   - durch In-vivo-Üben in den Situationen, die zuvor in sensu zielführend bewältigt wurden.

Bearbeiten des Selbstwertproblems:

8) Herausarbeiten des eigenen Selbstwertkonzepts und seiner Konsequenzen
9) Prüfen des eigenen Selbstwertkonzepts auf Angemessenheit mittels Disputtechniken und Sokratischem Dialog (Thema: „Was ist das: ein wertvoller Mensch?“)
10) Aufbau eines vielschichtigen Selbstwertkonzepts (z. B. Selbstbild) ohne pauschales Selbstbeurteilen
11) Training des neuen Konzepts wie unter (7) mit Übungssituationen, in denen sich der Klient zuvor entwertet, Ablehnung befürchtet oder sich „unbeliebt gemacht“ hätte.

Prognose. Die Prognose ist aufgrund der langjährigen Frustrationsintoleranz des Klienten ungünstig. Wegen des hohen Leidensdrucks sowie der bisher motivierten Mitarbeit wird dennoch zunächst eine Probetherapie (Kurzzeittherapie: 12 Einzelsitzungen á 50 Min.) zur Behandlung der Frustrationsintoleranz und zum weiteren Überprüfen der Veränderungsmotivation begonnen. Sollte dies erfolgreich verlaufen, wird aufgrund der Problempersistenz und der inzwischen gut gebahnten dysfunktionalen Konzepte ein Umwandeln in Langzeittherapie notwendig sein.

6.2 Ein SWP und ein ExP bestehen nebeneinander

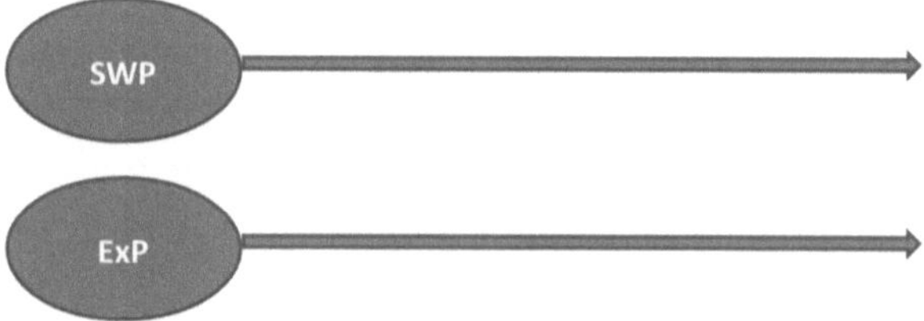

Abbildung 6.2: *Ein SWP und ein ExP bestehen nebeneinander*

Fallbeispiel: Frau E

1. Relevante soziodemographische Variablen

37 Jahre alte Klientin, seit zwei Jahren als Reiseverkehrskauffrau tätig, verheiratet, keine Kinder.

2. Symptomatik und psychischer Befund

Die Klientin kommt zur Psychotherapie, da sie unter Schwindel, Benommenheit, innerer Unruhe, Einschlafproblemen und Ängsten leide.⓿❶ Alles werde ihr zu viel. Sie kümmere sich seit drei Wochen um die Schwiegermutter, die immer mehr Unterstützung brauche. Ihr Mann sei beruflich viel unterwegs, weshalb sie zu Hause alles selbst erledige. Im Job solle sie nun ein paar Wochen lang zwei Arbeitskolleginnen vertreten. Sie befürchte, das alles nicht mehr zu schaffen.❷ Zudem ängstige sie sich seit der Krebserkrankung ihrer Mutter vor tödlichen Krankheiten.❸ Bei kleinsten Anzeichen lasse sie sich durchchecken.❹ Nun habe sie von einer Bekannten gehört, die an Krebs erkrankt sei und sie ängstige sich seitdem verstärkt, ebenfalls Krebs zu haben.❺

Als ihr Hausarzt gesagt habe, dass sie an einem psychischen Problem leide, habe sie das zunächst nicht geglaubt. Sie sei nach erneutem Anraten des Arztes doch zur Neurologin gegangen und habe Medikamente bekommen.❻ Diese habe ihr eine Psychotherapie empfohlen. Deswegen sei sie nun hier.❼

Anmerkungen:

⓿ Körpersymptome werden genannt, Ursache bisher unklar.
❶ Noch unklar ist, was die Klientin befürchtet und welches Problem dafür ursächlich ist.
❷ Erster Hinweis auf ein SWP. Zu klären: Weshalb meint die Klientin, sie müsse das alles tun und was befürchtet sie, wenn sie es nicht schaffte (s. Dialogbeispiel 1)?
❸ Klären, vor welchen tödlichen Erkrankungen sie sich fürchtet (s. Dialogbeispiel 2).
❹ Erfragen, bei welchen Anzeichen sie zum Arzt geht.
❺ Klären, welche Krebserkrankung die Freundin hat und weshalb sie sich deswegen ängstigt.
❻ Unklar, weshalb die Klientin sich entschieden hat, doch zur Neurologin zu gehen.
❼ Veränderungsmotivation der Klientin klären.

Dialogbeispiel 1: Erarbeiten der Symptomursache

	Dialog:	Kommentar:
T:	*Sie sagten, dass Sie das alles nicht schaffen. Was genau glauben Sie nicht zu schaffen?*	Explorationsfrage
K:	*Na, sowohl meine Schwiegermutter angemessen zu versorgen als auch meinen Haushalt in Schuss zu haben, und dann auch noch die Arbeit der Kolleginnen mit zu erledigen, die sich auf mich verlassen. Wenn ich im Urlaub bin, möchte ich mich ja auch darauf verlassen können, dass die sich um meine Aufgaben kümmern und nichts schief läuft.*	
T:	*Was würden Sie denn befürchten, wenn Sie Ihre Schwiegermutter nicht angemessen versorgen könnten, so wie sie es braucht?*	T erfragt $K_{Schlüsse}$ eines Angstgedankens
K:	*Dass mein Mann und andere Bekannte denken, ich sei eine schlechte Schwiegertochter.*	
T:	*Und was würde das für Sie bedeuten?*	wie zuvor
K:	*Dann hätte ich versagt.*	
T:	*Und was halten Sie von Versager*innen?*	T erfragt das Konzept in $K_{Perspektive}$
K:	*Die taugen nichts.*	Bestätigung des SWP-Konzepts

Mit analogem Vorgehen ist noch zu klären, was es für K bedeutet, wenn sie ihren Haushalt nicht in Schuss hält und wenn sie die Arbeit der Kolleginnen nicht verlässlich erledigt.

Dialogbeispiel 2: Erarbeiten der Symptomursache

	Dialog:	Kommentar:
T:	*Sie sagten, dass Sie sich vor tödlichen Krankheiten ängstigten. Welche meinen Sie denn?*	Explorationsfrage
K:	*Eigentlich nur Krebserkrankungen*	
T:	*Irgendwelche bestimmten? Beschreiben Sie mir doch mal ein Beispiel.*	Explorationsfrage

K:	*Das hängt davon ab, welche Körpersymptome ich habe. Bei einem Ziehen in der Brust fürchte ich, Brustkrebs zu haben wie meine Mutter.*	
T:	*Was genau befürchten Sie dann?*	T erfragt den Inhalt des Angstgedankens
K:	*Wenn ich nicht schnell genug zum Arzt gehe, könnte ich nicht mehr rechtzeitig behandelt werden.*	
T:	*Und dann?*	wie zuvor
K:	*Dann müsste ich sterben, so wie meine Mutter.*	Bestätigung des ExP-Konzepts

Auffälligkeiten in der Kontaktaufnahme. Die schlanke, modisch gekleidete Klientin zeigt sich im Kontakt angespannt, nervös, berichtet manchmal etwas durcheinander über ihre Beschwerden.

Psychischer Befund. Die Klientin ist in allen Qualitäten orientiert. Es gibt keine Hinweise auf mnestische Störungen, formale und inhaltliche Wahrnehmungsstörungen, auf inhaltliche Denkstörungen, auf Substanzmittelmissbrauch, -abhängigkeit oder aktuelle Suizidalität. Das formale Denken ist grübelnd, inhaltlich auf ihr Insuffizienzerleben bezogen. Der Antrieb ist ungestört. Die Stimmung ist überwiegend ängstlich, unter Belastung auch ärgerlich. Der Leidensdruck wird spürbar. Sie besitzt noch kein psychosomatisches Krankheitsverständnis.

3. Somatischer Befund/Konsiliarbericht

Siehe beiliegenden Konsiliarbericht.

4. Behandlungsrelevante Angaben zur Lebensgeschichte (ggf. auch zur Lebensgeschichte der Bezugspersonen), zur Krankheitsanamnese, zum funktionalen Bedingungsmodell (VT)

Familiäre Entwicklung. Die Klientin sei zusammen mit ihrem Bruder (+5 J.) bei den Eltern aufgewachsen. Ihr Vater habe als Facharbeiter in einem Großkonzern gearbeitet, sei mit 54 Jahren an einem Herzinfarkt gestorben. Ihre Mutter habe als Krankenpflegerin gearbeitet, sei mit 50 Jahren an einer Brustkrebserkrankung verstorben, als die Klientin 30 Jahre alt gewesen sei.⓿ Sie beschreibt die Mutter als überfordert, unsicher, schwach und selbstbezogen.❶ Sie habe viel über Krankheiten geredet, sei selten auf die Gefühle und Anliegen der Kinder eingegangen, sondern habe viel über eigene Ängste geredet. Sie sei ungern alleine gewesen, habe stets jemanden gesucht, der bei ihr ist, und sei bei jedem Anlass zum Arzt gelaufen.❶ Auch habe sie die Klientin als „Klappergestell“ bezeichnet, da sie angeblich zu dünn gewesen sei.❷ Die Klientin habe nie geglaubt, von ihrer Mutter geliebt zu werden.❷ Der Vater habe viel gearbeitet und kaum über Gefühle geredet. Er sei erfolgreich gewesen und habe dafür Anerkennung bekommen.❸ Ihn habe die Klientin gemocht und bewundert.❸ Vater habe sich ihr gegenüber liebevoll verhalten und sie angehalten, als „gute Tochter“ fleißig und lieb zu sein.❸ In der Erziehung hätten die Eltern Wert auf Anpassung und Folgsamkeit gelegt. Andernfalls hätte die Mutter ärgerlich und distanziert reagiert, der Vater enttäuscht und mit Rückzug.❹ Zum Bruder habe sie kein gutes Verhältnis gehabt, er habe sie oft gehänselt, sodass sie geglaubt habe, dass auch er sie nicht mag, und habe sich deswegen schlecht gefühlt.❺

Schule/Beruf. Die Klientin sei mit fünf Jahren eingeschult worden und die Jüngste und Kleinste in der Klasse gewesen.❻ Die Eltern hätten sich für die Leistungen der Kinder interessiert und bei schlechten Noten geschimpft.❼ Beim Lernen unterstützt hätten sie nicht, da sie mit anderen Dingen beschäftigt gewesen seien. Mit 15 Jahren habe sie eine zweijährige Ausbildung zur Bürokauffrau absolviert, um, wie von den Eltern gewünscht, auf eigenen Beinen zu stehen.❼ Danach habe sie ein dreijähriges Studium der Sozialarbeit absolviert und in diesem Beruf gearbeitet.❽ Bei Kritik sei sie gleich errötet und habe schnell geweint.❷ Die Stelle als Sozialarbeiterin habe sie aufgegeben, obwohl sie sich dort sehr wohl gefühlt habe, weil sie vor Gruppen nicht habe sprechen können. Sie habe befürchtet, sich zu blamieren und damit an Selbstwert zu verlieren.❷ Sie habe dann eine zweijährige Ausbildung zur Reiseverkehrskauffrau absolviert. Weitere berufliche Ziele habe sie nicht. Mit der dominanten Chefin habe sie allerdings Probleme.❾ Sie denke schnell, dass sie etwas falsch gemacht habe und nicht okay sei, wenn die Kolleginnen tuscheln.❷

Körperliche Entwicklung. Ihre körperliche Entwicklung sei im Vergleich zu anderen langsamer verlaufen. Ihre erste Menstruation habe sie erst mit 16 Jahren bekommen. Ihr Bruder habe sie ständig wegen ihrer „Unterentwicklung“ gehänselt, weshalb sie sich minderwertig eingeschätzt habe.❷

Sexuelle Entwicklung. Unauffällig. Erster Sex mit 21 Jahren. Aktuell habe sie wenig Sex, da sie sich aus Angst vor Ablehnung durch ihren Mann blockiere.❷

Psychosoziale Entwicklung/Partnerschaften. Die Klientin sei sozial eingebunden gewesen, sei in Gruppen jedoch sehr zurückhaltend gewesen.❷❼ Sie habe befürchtet, etwas falsch zu machen und dafür abgelehnt und ausgeschlossen zu werden.❷ Auch bei Freundinnen habe sie schlecht mit Kritik umgehen können und sich dann zurückgezogen.❷ Sie habe vor ihrem heutigen Partner zwei längere Partnerschaften gehabt. Seit 13 Jahren kenne sie ihren jetzigen Mann, seit zehn Jahren seien sie verheiratet. Die Ehe verlaufe gut, da beide viele gemeinsam hätten und er „stark wie ein Fels“ sei.

Krankheitsanamnese. Die Klientin berichtet von sozialen Ängsten seit der Kindheit sowie von Krankheitsängsten seit dem Tod der Mutter. Erstmals habe sie sich nach dem Tod der Mutter durchchecken lassen, um sicher zu sein, keinen unentdeckten Krebs zu haben. Nach fünf Monaten habe sie Schluckbeschwerden gehabt und gedacht, es sei Kehlkopfkrebs. Die erneute Untersuchung war ohne Befund. Nach weiteren vier Monaten habe sie ein Ziehen in der Brust verspürt und befürchtet, an Brustkrebs erkrankt zu sein. Aber auch die neuerlichen Untersuchungen blieben ohne Befund.

Anmerkungen:

⓿ Organismusvariable und Anlass für die Krankheitsängste der Klientin
❶ Modelllernen über die Mutter.
❷ Hinweis auf das SWP, wobei der Maßstab noch unklar ist (Beliebtheit oder Leistung?).
❸ Hinweis auf Verknüpfen von Selbstwert und Beliebtheit aufgrund von Leistung durch Modell des Vaters.
❹ Hinweis auf den Erwerb der Selbstwertregulationsstrategien und -konzepte. Noch zu klären, wie sich die Klientin bei Kritik der Eltern selbst bewertet hat.
❺ Hinweis auf ein SWP. Noch zu prüfen, wie die Klientin das für sich bewertet hat.
❻ Noch zu klären, ob dies eine Bedeutung für die Klientin hatte und wenn ja, welche.
❼ Hinweis auf das SWP der Klientin und ihre Bewältigungsstrategie: Anpassung, Unterordnung (negative Verstärkung) und das Konzept „Wer nicht gut ist, wird abgelehnt und ist weniger wert.“
❽ Noch zu klären, ob die Studienwahl mit dem SWP in Zusammenhang steht (s. Dialogbeispiel 1).
❾ Noch zu klären, welches Problem die Klientin mit der dominanten Chefin hat und ob dies problemrelevant ist (s. Dialogbeispiel 2).

Die weitere Exploration ergibt: Die Mutter habe befürchtet, an einer unentdeckten Erkrankung sterben zu können. An welcher, wisse die Klientin nicht. Ihre Mutter habe nicht alleine sein wollen, damit ihr jemand helfen könne, falls es ihr schlecht gehe. Sie habe fürchtet, sonst sterben zu können.

Wenn die Eltern die Klientin kritisiert hätten, habe sie sich als nicht gut genug und damit nicht liebenswert angesehen.

Dialogbeispiel 1: Klären von Punkt 8

	Dialog:	Kommentar:
T:	*Weshalb haben Sie ein Sozialarbeitsstudium begonnen?*	Explorationsfrage
K:	*Ich habe mich dafür interessiert und wollte im Sozialbereich arbeiten, damit ich anderen helfen kann.*	Klären der Kausalität
T:	*Wozu war Ihnen das wichtig?*	
K:	*Ich habe so wenig Unterstützung bekommen, da wollte ich, dass es anderen nicht so geht.*	
T:	*Und wie fanden Sie die Tätigkeit?*	Explorationsfrage
K:	*Einerseits war es toll, denn ich habe dafür Anerkennung bekommen und mich als wertvoll gesehen.*	Bestätigung des SWP-Konzepts
T:	*Und andererseits?*	
K:	*Ich kam mit den Rahmenbedingungen nicht zurecht. Vor Gruppen zu sprechen, ist einfach nicht mein Ding, da habe ich Angst zu versagen und abgelehnt zu werden.*	Bestätigung des SWP-Konzepts: Wert durch Beliebtheit aufgrund von Leistung

Dialogbeispiel 2: Klären von Punkt 9

	Dialog:	Kommentar:
T:	*Womit haben Sie mit der dominanten Chefin ein Problem?*	Explorationsfrage
K:	*Sie kritisiert so viel und lobt kaum.*	
T:	*Und womit haben Sie deswegen ein Problem?*	Explorationsfrage
K:	*Ich denke dann, dass ich ihr nichts recht machen kann.*	
T:	*Was bedeutet das für Sie?*	T erfragt $K_{Schlüsse}$
K:	*Ich denke dann, dass ich keine gute Mitarbeiterin bin, deswegen nicht gemocht werde und weniger wert bin. Außerdem bevorzugt sie die anderen Mitarbeiterinnen bei der Urlaubsplanung.*	Bestätigung des SWP-Konzepts: Wert durch Beliebtheit aufgrund von Leistung
T:	*Und was bedeutet das für Sie?*	
K:	*Das bestätigt doch, dass sie mich nicht mag. Und ich halte mich deswegen für weniger liebenswert.*	wie zuvor

Problem- und Verhaltensanalyse

Makroanalyse. Aufgrund der an Leistung orientierten Zuwendung der Eltern („Wer fleißig ist, ist gut") bekommt die Klientin Anerkennung für wunschgemäßes Verhalten. Sie gibt dafür eigene Interessen und Ziele auf, erlernt dadurch keine angemessene Durchsetzungsbereitschaft und entwickelt nur geringe Selbstwirksamkeits- und Selbsteffizienzerwartungen. Insbesondere der Vater wirkt für die Klientin als leistungsorientiertes Modell. Anpassen und Übernehmen elterlicher Regeln und Normen werden zu Hause wie auch durch das soziale Umfeld verstärkt und somit aufrechterhalten.

Die Klientin lernt, ihren Wert an Beliebtheit aufgrund von Leistung zu knüpfen, was sich u. a. in der dysfunktionalen Einstellung „Nur wer fleißig ist, sich anpasst, wird gemocht und ist etwas wert" zeigt. Die Konsequenzen dieses Konzepts sind Angst vor Ablehnung und Versagen.

Parallel zum SWP entwickelt die Klientin ein ExP. Sie wächst in einer Familie mit einer ängstlichen Mutter und einem Vater auf, der nicht angemessen auf die Ängste der Mutter reagiert, indem er sie ignoriert. Das Modell der ängstlichen Mutter führt zur Übernahme der Einstellung „Die Welt ist gefährlich, ich brauche Sicherheit und Kontrolle, damit ich (über-)leben kann." Diese Grundüberzeugung wird durch Erfahrungen wie die aktuelle Erkrankung der Bekannten und durch die Krebserkrankung der Mutter ebenso getriggert wie durch Körpersymptome (z. B. Schluckbeschwerden). Das ExP ist emotional gekennzeichnet durch die Angst, selbst zu erkranken und zu sterben, kognitiv durch das Katastrophisieren von Körpersymptomen. Das Anspannungsniveau steigt (somatische Ebene). Im Verhalten reagiert die Klientin mit Schonverhalten und Kontrolluntersuchungen.

Aufrechterhaltende Bedingungen und Funktionalität des SWP

- **Intrapsychisch:** Durch Bestimmen eines Wertes kann sich die Klientin auch als wertvoll ansehen und so Zufriedenheit erleben. Sie hat durch die Definition des Wertmaßstabs „Beliebtheit aufgrund von Leistung" eine Orientierung, was sie tun kann, um wertvoll zu sein. Durch die Coping-Strategien kann die Klientin Selbstwertverlust verhindern.
- **Interindividuell:** Durch angepasstes, leistungsorientiertes Verhalten vermeidet die Klientin Ablehnung und erhält auch Zuspruch, worüber sie sich aufwertet und Zufriedenheit erlebt. Durch Erkranken erreicht sie, dass andere die Aufgaben übernehmen. Sie verschafft sich dadurch Entlastung, ohne dafür abgewertet zu werden.

Aufrechterhaltende Bedingungen und Funktionalität des ExP

- **Intrapsychisch:** Reduktion von Unsicherheit.
- **Interindividuell:** Sie erhält Aufmerksamkeit, andere übernehmen Verantwortung und unterstützen sie.

Mikroanalyse (1): Ein typisches Beispiel für das SWP

S: Meine Chefin sagt: „Können Sie morgen länger bleiben? Der Auftrag von Kollegin X muss dringend fertig gemacht werden."

O: Keine Hinweise auf biologische Ursachen des Problems.

$\mathbf{R}_{\text{kognitiv}}$:

$K_{\text{Perspektive}}$: Ich wollte morgen für Schwiegermutter einkaufen, und zum Frisör muss sie auch. Meine Kollegin ist im Urlaub und erwartet von mir Unterstützung. Wer nicht fleißig und zuverlässig ist, wird abgelehnt und ist weniger wert.

$K_{\text{Schlüsse}}$: Wenn ich das nicht alles mache, werden sie sauer auf mich sein und ich wäre weniger wert.

K_{Bewerten}: Das wäre furchtbar!

$K_{\text{Strategie}}$: Verhalte dich wunschgemäß und vermeide Ablehnung!

$\mathbf{R}_{\text{emotional}}$: Angst (Stärke 4/10)

$\mathbf{R}_{\text{physiologisch}}$: innere Anspannung, körperliche Erschöpfung

$\mathbf{R}_{\text{motorisch}}$: Ich antworte: „Ja klar, mache ich."

K: kontinuierlich

$\mathbf{C}_{\text{kurzfristig}}$: Spannungsabfall und Entlastung (negative Verstärkung)

$\mathbf{C}_{\text{langfristig}}$: Aufrechterhalten und sukzessives Verstärken von Angst vor Wertverlust

Mikroanalyse (2): Ein typisches Beispiel für das ExP

S: Ich stehe in der Küche.

O: Schluckbeschwerden

$\mathbf{R}_{\text{kognitiv}}$:

$K_{\text{Perspektive}}$: Ich kann schlecht schlucken. Es gibt Kehlkopfkrebs, der sich so äußert. Ich brauche Sicherheit, dass bei mir alles okay ist. Daran kann man sterben. Ich will nicht sterben!

$K_{\text{Schlüsse}}$: Wenn das nicht rechtzeitig behandelt wird, könnte ich daran sterben.

K_{Bewerten}: Das wäre schrecklich!

$K_{\text{Strategie}}$: Suche Sicherheit durch Kontrolle!

$\mathbf{R}_{\text{emotional}}$: Angst (Stärke 5/10)

$\mathbf{R}_{\text{physiologisch}}$: innere Anspannung, körperliche Erschöpfung, Herzklopfen

R$_{motorisch}$: Ich nehme das Telefon und wähle die Telefonnummer meines Hausarztes.
K: kontinuierlich
C$_{kurzfristig}$: Angst- und Anspannungsabfall (negative Verstärkung)
C$_{langfristig}$: Aufrechterhalten und sukzessives Verstärken des ExP durch dysfunktionale Bewältigungsstrategien wie das Fordern nach Sicherheit sowie durch den interozeptiven Wahrnehmungsstil, die Fehlbewertung der Körpersymptome und das Anzweifeln der Arztbefunde

5. Diagnose

- Existentielles Problem mit F45.2 ICD-10 (Hypochondrische Störung)
- Selbstwertproblem mit F40.1 ICD-10 (soziale Phobien)

6. Behandlungsplan und Prognose

Mit der Klientin vereinbarte Therapieziele:

1. Erarbeiten eines psychosomatischen Krankheitsverständnisses
2. Abbau der existentiellen Ängste und dadurch Abbau der hypochondrischen Symptomatik
3. Abbau des dysfunktionalen Selbstwertkonzepts und damit Abbau der sozialen Phobien

Behandlungsplan. Die Therapie beginnt mit dem ExP, da die Klientin dieses als belastender erlebt.

Bearbeiten des ExP durch:

1) Einführen in das kognitive Modell der Emotionsentstehung und -steuerung
2) Herausarbeiten der existentiellen Befürchtungen anhand des SKR-Modells
3) Prüfen der Befürchtungen sowie der emotionalen Reaktionen auf Angemessenheit mittels Disputtechniken und Sokratischem Dialog (Thema: „Was ist das: Sicherheit?“)
4) Reattribution der Bedeutung von Körpersymptomen
5) Aufbau von Akzeptanz hinsichtlich Unsicherheit, Kontrollunfähigkeit und unausweichlichen Alltagsgefahren mittels Disputtechniken
6) Training des neuen Konzepts
   - auf theoretischer Ebene (eine Übungsleiter mit Situationen erstellen lassen, in denen die Klientin Körpersymptome provoziert und lernt, sich deswegen nicht

zu ängstigen [z. B. Sport treiben, Karussell fahren], anschließend dazu SAE-Modelle erstellen lassen)
- auf imaginativer Ebene (Drehbücher für Problemsituationen erstellen lassen und Vorstellungsübungen dazu durchführen) und
- durch In-vivo-Üben in den Situationen, die zuvor in sensu zielführend bewältigt wurden

Anschließend Bearbeiten des SWP durch:

7) Herausarbeiten des eigenen Selbstwertkonzepts mittels des SKR-Modells
8) Prüfen des Selbstwertkonzepts auf Angemessenheit mittels Disputtechniken und Sokratischem Dialog (Thema: „Was ist das: ein wertvoller Mensch?“)
9) Aufbau eines vielschichtigen Selbstwertkonzepts (z. B. Selbstbild) ohne pauschales Selbstbeurteilen
10) Training des neuen Konzepts wie unter (6), z. B. mit Übungen, in denen die Klientin Angstreaktionen oder auffälliges Verhalten vor anderen zeigt oder „Fehler“ macht.

Prognose. Durch die ambivalente Krankheitseinsicht ist die Prognose eingeschränkt günstig. Aufgrund des hohen Leidensdrucks und der bisherigen motivierten Mitarbeit wird zunächst eine Kurzzeittherapie mit 12 Einzelsitzungen á 50 Min. zur Therapie des ExP sowie zum weiteren Überprüfen der Veränderungsmotivation begonnen. Sollte dies erfolgreich verlaufen, wird ein Umstellen auf eine Langzeittherapie notwendig, um auch das SWP bearbeiten zu können.

6.3 Ein FIP(A) besteht parallel zu einem ExP

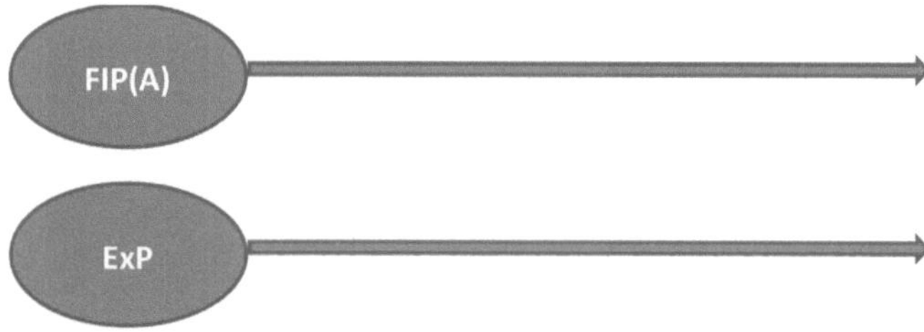

Abbildung 6.3: *Ein FIP(A) besteht parallel zu einem ExP*

Fallbeispiel: Frau F

1. Relevante soziodemographische Variablen

49-jährige Klientin, arbeitssuchend, verheiratet, keine Kinder

2. Symptomatik und psychischer Befund

Die Klientin kommt auf Anraten ihrer Neurologin zum Erstgespräch und berichtet, dass sie seit ihrer Arbeitslosigkeit unter einer wechselnd depressiven oder genervten Stimmungslage leide.⓿ Sie habe keine Lust, etwas zu unternehmen, schlafe lange, hänge nur auf dem Sofa herum.❶ Ihr 56-jähriger Mann sei seit einem Schlaganfall berentet und sitze ebenfalls nur noch herum. Ihre schlechte Stimmung kompensiere sie mit Rauchen, Essen und manchmal Alkohol.❷ Sie erlebe sich in den letzten zwei Jahren sozial isoliert und habe häufiger Kopfschmerzen.❸ Zudem leide sie unter Ängsten, habe diese seit circa 15 Jahren immer wieder, aktuell sei es jedoch schlimmer.❹ Vor einem halben Jahr sei sie Bus gefahren, die Luft sei schlecht gewesen und ihr sei plötzlich schwindlig geworden. Sie habe zu zittern begonnen und gedacht, wenn sie hier nicht schnell rauskäme, könnte sie zusammenbrechen und sterben.❺ Sie habe versucht, den Busfahrer dazu zu bewegen, anzuhalten, was dieser aber erst an der nächsten Haltestelle getan habe. Dann sei sie ausgestiegen und zu Fuß nach Hause gegangen, da sie sich kein Taxi habe leisten wollen. Seitdem fahre sie nicht mehr ohne ihren Mann mit öffentlichen Verkehrsmitteln.❺ Frühere Panikattacken seien nie so intensiv gewesen. Die Klientin habe erst nach der fünften Panikattacke von ihrer Neurologin erfahren, dass dies psychisch bedingt sein könne. Anfangs habe sie dies nicht verstanden, da sie es für normal gehalten habe, Angst vor den Sterben zu haben.

Anmerkungen:

⓿ Noch ist unklar, wodurch die depressive Stimmung verursacht ist (s. Dialogbeispiel 1).

❶ Depressive Symptome

❷ Bewältigungsstrategien für die Depression, eventuell Hinweis auf ein FIP(B) aufgrund der kurzfristig positiven Wirkung

❸ Vermutlich soziale und physiologische Konsequenzen des FIP(A) oder des ExP

❹ Hinweis auf ein ExP. Wovor die Klientin sich gefürchtet hat, ist noch offen (s. Dialogbeispiel 2).

❺ Indiz für ein ExP

Dialogbeispiel 1: Erarbeiten der Symptomursache

	Dialog:	Kommentar:
T:	*Weshalb haben Sie seit Ihrer Arbeitslosigkeit keine Lust mehr, etwas zu unternehmen?*	Explorationsfrage
K:	*Das macht doch alles keinen Sinn mehr. Egal, was ich mache, es funktioniert nicht.*	
T:	*Was genau meinen Sie damit?*	Explorationsfrage
K:	*Nun hatte ich endlich mal einen Job, bei dem die Rahmenbedingungen passten, und ausgerechnet mir hat man mal wieder gekündigt.*	
T:	*Und wie finden Sie das?*	T erfragt $K_{Bewerten}$
K:	*Ehrlich gesagt eine ziemliche Sauerei.*	
T:	*Was genau finden Sie daran eine Sauerei?*	T erfragt $K_{Schlüsse}$
K:	*Die dürfen mich nicht so ungerecht behandeln!*	Bestätigung des FIP(A)-Konzepts
T:	*Sie sagten, dass deswegen alles keinen Sinn mache. Was meinen Sie damit?*	Konkretisierung
K:	*Ich werde nie zufrieden und glücklich sein können, wenn es so ungerecht zugeht.*	Bestätigung des FIP(A)-Konzepts
T:	*Wie kommen Sie darauf?*	T erfragt $K_{Perspektive}$
K:	*Es muss gerecht zugehen, sonst ist das Leben nicht lebenswert.*	Bestätigung des FIP(A)

Dialogbeispiel 2: Erarbeiten der Symptomursache

	Dialog:	Kommentar:
T:	*Sie sagten, dass Sie sich schon früher häufig geängstigt haben. Worüber?*	
K:	*Wenn es mir nicht gut ging, habe ich befürchtet, dass es schlimmer werden könnte und ich sterben muss.*	Bestätigung der ExP-Konzepts
T:	*Und wie kamen Sie darauf?*	T erfragt $K_{Perspektive}$
K:	*Ich habe gelernt, dass man mit Körpersymptomen vorsichtig sein muss. Das Leben kann schnell vorbei sein, wenn man nicht aufpasst. Ich will noch nicht sterben!*	Bestätigung der ExP-Konzepts

Auffälligkeiten in der Kontaktaufnahme. Die im äußeren Erscheinungsbild unauffällige Klientin zeigt sich im Kontakt klagend, angespannt. Sie berichtet fließend über ihre Beschwerden.

Psychischer Befund. Die Klientin ist in allen Qualitäten orientiert. Es gibt aktuell keine Hinweise auf mnestische Störungen, formale und inhaltliche Wahrnehmungsstörungen, auf inhaltliche Denkstörungen, auf Substanzmittelmissbrauch, -abhängigkeit oder aktuelle Suizidalität. Das formale Denken ist grübelnd, inhaltlich auf ihre Lebenssituation bezogen. Der Antrieb ist reduziert. Die Stimmung ist wechselnd niedergeschlagen oder ärgerlich. Leidensdruck wird spürbar.

Die Klientin besitzt noch kein bio-psycho-soziales Krankheitsverständnis und erkennt noch nicht, dass bei ihrer Symptomatik eine psychische Mitbeteiligung besteht. Noch fordert sie von anderen, dass sie sich ändern und sieht bzw. nutzt eigene adäquatere Handlungsspielräume nicht.

3. Somatischer Befund/Konsiliarbericht

Siehe beiliegenden Konsiliarbericht.

4. Behandlungsrelevante Angaben zur Lebensgeschichte (ggf. auch zur Lebensgeschichte der Bezugspersonen), zur Krankheitsanamnese, zum funktionalen Bedingungsmodell (VT)

Familiäre Entwicklung. Die Klientin sei bei ihren leiblichen Eltern aufgewachsen. Der Vater, 79 Jahre, sei nach diversen Jobs seit dem 50. Lebensjahr arbeitslos. Er habe unter Ängsten gelitten, sei ständig um sein Herz besorgt gewesen⓿ und habe immer gesagt, es sei besser, einmal mehr zum Arzt zu gehen, als nachher wegen einer unentdeckten Krankheit zu früh zu sterben.⓿ Er rege sich schnell über alles Mögliche auf und erlebe die Welt als ungerecht.❶ Die Ärzte hätten jedoch nie einen organischen Befund festgestellt.❷ Die Mutter, 75 Jahre alt, habe als Verkäuferin gearbeitet. Sie sei ängstlich, fürsorglich und liebevoll und habe die Klientin und deren Schwester verwöhnt.❸ Um Streit mit den Kindern zu vermeiden, habe sie stets deren Forderungen nachgegeben.❸ Sonst habe die Klientin so lange gemeckert und geschrien, bis sie bekommen habe, was sie wollte.❸ Bei Magenschmerzen habe die Klientin gleich zum Arzt gehen müssen, da die Mutter immer eine ernste Erkrankung befürchtet habe.❹ Die Großeltern mütterlicherseits hätten auf sie und die Schwester aufgepasst, wenn die Eltern beim Arbeiten waren und hätten sie ebenfalls verwöhnt und dabei ängstlich auf sie geachtet.❸⓿ Die Eltern hätten sich gut verstanden, nur manchmal sei die Mutter genervt gewesen, wenn sich der Vater zu wenig bemüht habe mitzuhelfen, weil er sich wegen seines Herzens habe schonen wollen.

Schule/Beruf. Mit sieben Jahren sei die Klientin eingeschult worden. Die zehnte Klasse habe sie gerade so abschließen können. Danach habe sie circa zwei Jahre in einem Schuhgeschäft in Vollzeit als Verkäuferin gearbeitet, anschließend diverse Jobs als Verkäuferin, Reinigungskraft etc. Sie habe häufig Konflikte mit Vorgesetzten gehabt, da sie nicht bereit gewesen sei, Anweisungen zu befolgen, die sie nicht für angemessen gehalten habe.❺ Öfter sei ihr gekündigt worden, einmal sei sie gegangen, weil ihr die Rahmenbedingungen nicht gepasst hätten.❺ Beim letzten Job als Verkäuferin sei sie gut zurechtgekommen und hätte gute Arbeitszeiten gehabt. Dann sei ihr jedoch erneut nach einem Jahr gekündigt worden. Darüber sei sie deprimiert und sie frage sich, warum es immer sie treffe. Immer müsse sie gehen. Das sei doch wirklich ungerecht.❺

Sexuelle/körperliche Entwicklung. Unauffällig

Psychosoziale Entwicklung/Partnerschaften. Die Klientin sei bisher sozial eingebunden gewesen, habe keine Schwierigkeiten gehabt, Kontakte zu knüpfen. Sie habe sich jedoch häufig neue Freund*innen suchen müssen, da es den anderen irgendwann zu viel gewesen sei, sich nur nach ihren Wünschen und Bedürfnissen zu richten.❺ Sie habe es blöd gefunden, wenn sich andere immer so in den Vordergrund spielten und bestimmen wollten, wo es lang geht. Ihre Meinung sei ungerechterweise oft gar nicht gefragt gewesen.❺ Aktuell habe sie zwar einige Freundinnen und Bekannte, die sich jedoch selten meldeten, worüber sie schon enttäuscht sei. Sie sei deprimiert, antriebslos und erwarte nun wohl zu Recht, dass sie sich um sie kümmern.❺ Seit 15 Jahren sei sie mit dem jetzigen Partner zusammen. Anfangs sei es eine eher sexuelle Beziehung gewesen, dann habe sich daraus mehr entwickelt. Er (Elektriker) sei offen, fleißig und bis zu seiner Erkrankung kontaktfreudig gewesen. Die Beziehung sei problematisch verlaufen, häufig hätten beide um Kleinigkeiten gestritten. Er habe meist nachgegeben. Sie habe sich zweimal für sechs Monate getrennt, aber er habe dann nachgegeben.❺

Krankheitsanamnese. FIP(A) und ExP bestehen seit der Kindheit.

Anmerkungen:

⓿ Eltern als ängstliche Modelle
❶ Haltung des Vaters begünstigt über Modelllernen den Erwerb des FIP(A)
❷ Hinweis auf Angsterkrankung des Vaters
❸ Erziehungsstil, der das FIP(A) begünstigt
❹ Mutter vermittelt, dass Körpersymptome gefährlich sind und sofort behandelt werden müssen
❺ Indiz für ein FIP(A)

Problem- und Verhaltensanalyse

Makroanalyse. Die Klientin wächst mit Eltern auf, die keine klaren Regeln fordern, sondern eher ängstlich-überfürsorglich sind (v. a. Großeltern und Mutter). Sie lernte, dass andere für die eigene Bedürfnisbefriedigung zuständig sind und dass man Forderungen an die Umwelt stellen darf. Bei Nichterfüllung lernt sie, über Ärgerreaktionen ihren Willen zu bekommen. Sie übernimmt vom Vater rigide Sichtweisen (z. B. „Im Leben hat es gerecht zuzugehen [wenn ich damit besser fahre]"), lebt diese Norm rigide aus und fordert von anderen, nach ihren Normen zu leben. Tun sie dies nicht, streitet sie um ihr „Recht", bleibt unnachgiebig und wechselt lieber die Bezugsgruppe oder den Arbeitsplatz, als Kompromisse zu schließen. Mit der Kündigung wird sie erneut mit einem Verlust konfrontiert, den sie als ungerecht ansieht. Erneut werden ihre Bedürfnisse missachtet und sie dekompensiert depressiv.

Kurzfristige Konsequenzen: Kurzfristig führt dies zu einer Ärger- und Anspannungsreduktion ($\not{C}^-$), da sie nicht weiterhin mit den Sichtweisen anderer konfrontiert ist.

Langfristige Konsequenzen: Langfristig bleibt die Symptomatik allerdings bestehen und verstärkt sich sukzessive, da sie weiterhin fordert, dass andere oder die Umstände so zu sein haben, wie sie es als richtig und gerecht erlebt.

Parallel dazu entwickelte die Klientin ein ExP. Sie wächst mit ängstlichen Modellen heran, die beständig das Konzept leben und vermitteln, dass Körpersymptome gefährlich sind und man sterben kann, wenn man nicht aufpasst. Sie beginnt, körperlichen Symptomen erhöhte Aufmerksamkeit zu widmen und diese zu katastrophisieren. Ausgelöst durch diese Fehlinterpretation als gefährlich (kognitive Ebene) erlebt sie Angst (emotionale Ebene). Damit steigt das Anspannungsniveau (physiologische Ebene), was sie wiederum als bedrohlich interpretiert und somit in einem Aufschaukelprozess in eine Panikattacke einleitet. Sie sucht Unterstützung im medizinischen System, zeigt Flucht- und Vermeidungsverhalten.

Kurzfristige Konsequenzen. Angstreduktion im Sinne einer negativen Verstärkung

Langfristige Konsequenzen. Aufrechterhalten und sukzessives Verstärken der Symptome durch den interozeptiven Wahrnehmungsstil, das Fehlbewerten der Körpersymptome, das Anzweifeln der Arztbefunde, den unrealistischen Wunsch nach Sicherheit.

Mikroanalyse (1): Ein typisches Beispiel für das FIP(A)

S: Ich stehe vor dem Briefkasten und halte meine Bewerbung in der Hand.

O: Keine Hinweise auf biologische Ursachen des Problems.

$R_{kognitiv}$:

$K_{Perspektive}$: Wieder einmal habe ich meine Bewerbung zurückbekommen. Ich habe wieder keinen Job bekommen, obwohl ich zwei Bewerbungen geschrieben habe. Andere kriegen sofort einen Job und ich nicht. Es muss gerecht zugehen.

$K_{Schlüsse}$: Das ist total ungerecht.

$K_{Bewerten}$: Das ist eine Riesensauerei!

$K_{Strategie}$: Lass dir nichts gefallen, wehr dich!

$R_{emotional}$: Ärger (Stärke 9/10)

$R_{physiologisch}$: Erregungsanstieg, Herzrasen, Wärmeempfinden

$R_{motorisch}$: Ich zünde mir eine Zigarette an.

K: kontinuierlich

$C_{kurzfristig}$: Rauchen (positive Verstärkung), Reduktion des Ärgers und Beruhigung (negative Verstärkung)

$C_{langfristig}$: Aufrechterhalten und sukzessives Verstärken von Ärger, da sie weiterhin Gerechtigkeit fordert und damit ein Ziel verfolgt, das nicht in ihrer Macht steht.

Mikroanalyse (2): Ein typisches Beispiel für das ExP

S: Montag, 11 Uhr. Ich gehe zum Supermarkt.

O: Keine Hinweise auf biologische Ursachen des Problems.

$R_{kognitiv}$:

$K_{Perspektive}$: Ich möchte einkaufen. Jetzt sind die meisten am Arbeiten, da werde ich nicht lange an der Kasse warten müssen. Irgendwie ist mir flau. An Kreislaufversagen kann man sterben.

$K_{Schlüsse}$: Wenn mein Schwächegefühl schlimmer wird, könnte ich zusammenbrechen und sterben.

$K_{Bewerten}$: Das wäre schrecklich!

$K_{Strategie}$: Suche Sicherheit durch Kontrolle!

$R_{emotional}$: Angst (Stärke 6/10)

$R_{physiologisch}$: innere Anspannung, Herzklopfen, weiche Knie

$R_{motorisch}$: Ich setze mich auf eine Bank und zünde mir eine Zigarette an.

K: kontinuierlich

$C_{kurzfristig}$: Abnahme der Angst, physiologischer Spannungsabfall (negative Verstärkung)

$C_{langfristig}$: Aufrechterhalten und sukzessives Verstärken der Angst durch dysfunktionale Bewältigungsstrategien und dem Fordern nach Sicherheit.

5. Diagnose

- Frustrationsintoleranzproblem Typ (A) mit F33.1 ICD-10 (rezidivierende Depression, ggw. mittelgradige Episode)
- Existentielles Problem mit F40.01 ICD-10 (Agoraphobie mit Panikstörung).

6. Behandlungsplan und Prognose

Mit der Klientin vereinbarte Therapieziele:

1. Aufbau von Frustrationstoleranz und damit Abbau der Ärgerstörung
2. Lebenszielanalyse und -planung, dadurch Abbau der depressiven Symptomatik
3. Abbau des existentiellen Problems und dadurch Abbau der agoraphobischen Symptomatik

Behandlungsplan. Aufgrund der noch nicht hinreichenden Problemeinsicht wird zunächst mit einer Kurzzeittherapie begonnen, um zu prüfen, ob die Änderungsbereitschaft der Klientin hinreichend ist, und um ihre Frustrationstoleranz sukzessive zu erhöhen. Bearbeiten des FIP(A) durch:

1) Einführen in das kognitive Modell der Emotionsentstehung und -steuerung
2) Herausarbeiten der Ursachen und der Konsequenzen des FIP(A)
3) Herausarbeiten der eigenen Intoleranzen anhand des SKR-Modells
4) Prüfen der Erwartungen und Forderungen sowie der emotionalen Reaktionen (hier Ärger und Niedergeschlagenheit) auf Angemessenheit mittels Disputtechniken und einem Sokratischen Dialog zum Thema „Was ist das: Gerechtigkeit?"
5) Lebenszielanalyse und -planung sowie Aufbau neuer, adäquater Zielvorstellungen, Aktivitätenplan
6) Aufbau von Akzeptanz hinsichtlich notwendiger Kosten für das Verfolgen der Ziele
7) Training des neuen Konzepts
   - auf theoretischer Ebene (eine Übungsleiter mit Situationen erstellen lassen, in denen die Klientin Ärgerreaktionen über Ungerechtigkeit zeigt. Dazu SAE-Modelle erstellen lassen)
   - auf imaginativer Ebene (Drehbücher für Problemsituationen erstellen lassen und Vorstellungsübungen dazu durchführen) und
   - durch In-vivo-Üben in den Situationen, die zuvor in sensu zielführend bewältigt wurden

Anschließend Bearbeiten des ExP durch:

8) Herausarbeiten der existentiellen Befürchtungen (hier u. a. die Angst, an einem Schwächeanfall sterben zu können) anhand des SKR-Modells
9) Prüfen der Befürchtungen und Angstreaktionen auf Angemessenheit mittels Disputtechniken
10) Reattribution der Bedeutung von physiologischer Erregung (erwünschte Anpassung des Organismus statt Gefahrensignal)
11) Aufbau von Akzeptanz hinsichtlich Unsicherheit, Kontrollunfähigkeit und unausweichlichen Alltagsgefahren mittels Disputtechniken und explikativem Sokratischen Dialog (Thema: „Was ist das: Sicherheit?“)
12) Training des neuen Konzepts wie unter (7) mit Übungssituationen, in denen die Klientin Körpersymptome provoziert und lernt, sich deswegen nicht zu ängstigen (wie z. B. Sport treiben.)

Prognose. Die Prognose ist aufgrund nicht ausreichender Problemeinsicht aktuell eher ungünstig. Aufgrund des hohen Leidensdrucks und der bisherigen aktiven Mitarbeit wird zunächst eine Kurzzeittherapie (12 Einzelsitzungen á 50 Min.) zur Therapie des FIP(A) begonnen. Verläuft dies erfolgreich, wird aufgrund der Problempersistenz und der inzwischen gut gebahnten dysfunktionalen Konzepte sowie zur Therapie des ExP ein Umstellen auf Langzeittherapie notwendig sein.

7 Hierarchische Probleme

Zur Erinnerung: Ein hierarchisches Problem liegt vor, wenn jemand nach Ablauf einer gewissen Zeitspanne ein neues Problem wegen eines bereits bestehenden Problems aufbaut. Das hierarchisch übergeordnete Problem kann aus einem SWP, FIP oder ExP bestehen, das sich auf ein primäres SWP, FIP oder ExP bezieht und häufig dessen therapeutisches Bearbeiten behindert.

7.1 Probleme zweiter Ordnung

7.1.1 Ein primäres Frustrationsintoleranzproblem vom Prokrastinations-Typus mit einem hierarchischen Selbstwertproblem

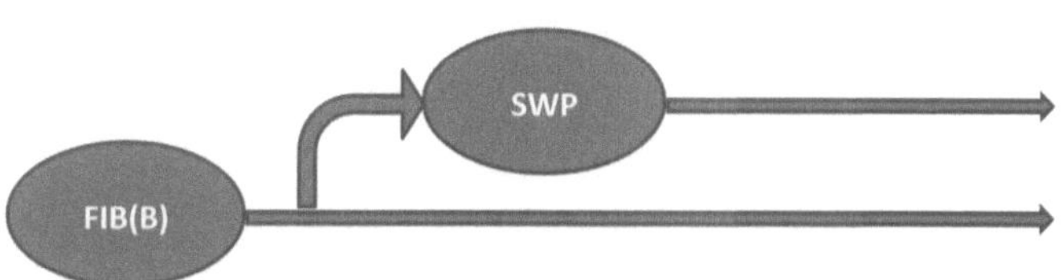

Abbildung 7.1: *Ein primäres FIP(B) mit einem hierarchischen SWP*

Fallbeispiel: Frau O

1. Relevante soziodemographische Variablen

25-jährige Klientin, in Ausbildung zur Arzthelferin, seit vier Monaten mit 29-jährigem Kaufman liiert, keine Kinder

2. Symptomatik und psychischer Befund

Die Klientin beklagt, eine totale Versagerin zu sein, weil sie die Ausbildung nicht geschafft habe.⓿ Sie sei schuld, dass sie ihr Leben wegen ihrer Trägheit nicht auf die Reihe bekomme.❶ Sie ziehe sich immer mehr zurück, weil sie nicht mehr mit ihrer Lebenssituation zurechtkomme.❷ Seit 1,5 Jahren gestalte sich die Ausbildungssituation sehr schlecht und sie verbringe seitdem die meiste Zeit in ihrem Zimmer (Computer, lesen, fernsehen).❷ Zu Hause habe sie Konflikte mit den Eltern, da diese unzufrieden seien, weil sie nicht im Haushalt helfe. Dies sei auch vor ihrer depressiven Stimmungslage bereits so gewesen.❸ Vieles fange sie gar nicht erst an, da sie dann auch nicht scheitern könne.❹ Auch lasse sie vieles liegen, weil sie denke, dass sie es ohnehin nicht hinbekomme und die anderen nicht akzeptierten, wie sie es mache.❸ Sie habe auch schon an Suizid gedacht, wenn sie keinen Sinn mehr im Leben und ihrer Zukunft gesehen habe.❹ Sie grüble viel über sich und andere, schlafe viel, sei lustlos und könne sich über nichts mehr freuen.❹

Anmerkungen:

⓿ Hinweis auf ein mögliches paralleles oder hierarchisches SWP (die Klientin wertet sich ab, wenn sie Ziele nicht erreicht)

❶ Indiz für ein hierarchisches Problem (s. Dialogbeispiel 1)

❷ Rückzugsverhalten, jedoch ist noch unklar, welches Problem zugrunde liegt (s. Dialogbeispiel 2)

❸ Vermeidungsverhalten, jedoch noch unklar, welches Problem zugrunde liegt (s. Dialogbeispiel 3)

❹ Depressive Symptomatik, Ursache noch unklar (s. Dialogbeispiel 4)

Dialogbeispiel 1: Prüfen, ob ein behandlungsbedürftiges übergeordnetes Problem vorliegt

Dialog:		Kommentar:
T:	*Sie sagten, dass Sie sich die Schuld für Ihre jetzige Lebenssituation geben. Wie finden Sie es, dass Sie bisher Ihre Ziele nicht erreicht haben, weil Sie zu träge waren?*	T prüft, ob ein hierarchisches Problem vorliegt.
K:	*Total peinlich. Alle um mich herum schaffen ihre Ausbildung, nur ich komme nicht in die Gänge.*	K liefert eine trennscharfe Bewertung für Scham und damit für ein SWP.
T:	*Was finden Sie daran so peinlich?*	T erfragt das Konzept für das SWP

K:	*Dass ich mich nicht im Griff habe.*	Das SWP-Konzept ist in dieser Antwort noch nicht enthalten
T:	*Und das bedeutet was für Sie?*	T erfragt erneut das Konzept des SWP
K:	*Ich halte mich wegen meiner Trägheit für faul und minderwertig.*	Bestätigung eines hierarchischen SWP, Grund: das vorhandene FIP(B)

Dialogbeispiel 2: Erarbeiten der Symptomursache

	Dialog:	**Kommentar:**
T:	*Sie sagten, dass Sie sich immer mehr zurückgezogen haben, weil Sie mit Ihrer Lebenssituation nicht mehr zurechtkommen. Weshalb das?*	T exploriert die Copingstrategie der K
K:	*Na, ich konnte es nicht mehr ertragen, dass ich ständig kritisiert werde.*	
T:	*Wie fanden Sie das denn?*	T erfragt die Bewertung der K, um herauszufinden, welches Gefühl K dann erlebt.
K:	*Total unangenehm und lästig.*	
T:	*Was fanden Sie so unangenehm?*	T erfragt $K_{Schlüsse}$
K:	*Na ja, irgendwie haben die ja recht damit. Aber ich will das nicht mehr hören. Das versaut mir dann total die Stimmung.*	K beschreibt eine FIP(B)-Vermeidungsrechtfertigung
T:	*Und deshalb bleiben Sie dann lieber weg?*	T erfragt die Vermeidungsstrategie des FIP(B)
K:	*Ja. Im Moment ist das angenehmer.*	$\not{C}^-$
T:	*Und langfristig?*	T prüft die langfristigen Konsequenzen des Vermeidungsverhaltens
K:	*Ich vereinsame zunehmend.*	$C^{-\,langfristig}$, Bestätigung des FIP(B)-Reaktionsmusters

Dialogbeispiel 3: Erarbeiten der Symptomursache

Dialog:		Kommentar:
T:	*Sie sagten, dass Sie zu Hause nicht mithelfen. Weshalb nicht?*	T erfragt die Funktionalität des Verhaltens
K:	*Ich habe keinen Bock.*	
T:	*Und deswegen lassen Sie es bleiben?*	T prüft auf ein FIP(B)-Muster
K:	*Ja, klar.*	
T:	*Weshalb sollten Sie denn im Haushalt helfen?*	Normativer Disput
K:	*Na, angeblich weil ich da umsonst wohne und esse.*	
T:	*Stimmt das nicht?*	Empirischer Disput
K:	*Doch, schon.*	
T:	*Aber?*	Normativer Disput
K:	*Ich musste das doch früher auch nicht. Wieso jetzt auf einmal?*	
T:	*Finden Sie das unangemessen?*	wie zuvor
K:	*Aber so was von! Das Leben sollte doch Spaß machen.*	
T:	*Sonst was?*	T klärt die Randbedingung des Muss-Satzes
K:	*Sonst lohnt sich das alles nicht.*	Bestätigung des FIP(B)-Konzepts

Dialogbeispiel 4

Dialog:		Kommentar:
T:	*Sie fangen Dinge gar nicht erst an, wenn Sie scheitern können. Weshalb nicht?*	T prüft, ob hierfür ein SWP oder FIP(B) ursächlich ist
K:	*Ich will mich nicht umsonst bemühen.*	
T:	*Auch wenn Sie deswegen manche Ziele nicht erreichen können?*	T prüft, ob K die langfristigen Konsequenzen des Kurzfrist-Hedonismus erkennt
K:	*Ja. Das wäre sonst vertane Zeit, in der ich andere schöne Dinge hätte machen können.*	Bestätigung des FIP(B)-Konzepts

Auffälligkeiten in der Kontaktaufnahme etc. Die übergewichtige, stets in schwarz gekleidete Klientin zeigt sich im therapeutischen Kontakt offen und zugewandt. Sie wirkt hilfesuchend, perspektiv- und ratlos. Bei den Beschwerdeschilderungen wird Leidensdruck spürbar.

Psychischer Befund. In allen Qualitäten orientiert, keine Hinweise auf formale oder inhaltliche Denk-, Wahrnehmungs- oder mnestische Störungen, auf Substanzmittelmissbrauch, -abhängigkeit oder aktuelle Suizidalität. Die Stimmung ist niedergeschlagen und ängstlich, der Antrieb reduziert.

Die Klientin ist ausreichend krankheitseinsichtig und kann sich auf ein bio-psycho-soziales Krankheitsverständnis einlassen.

3. Somatischer Befund und Konsiliarbericht

Adipositas Grad II, siehe Konsiliarbericht.

4. Behandlungsrelevante Angaben zur Lebensgeschichte (ggf. auch zur Lebensgeschichte der Bezugspersonen), zur Krankheitsanamnese, zum funktionalen Bedingungsmodell (VT)

Familiäre Entwicklung. Die Klientin beschreibt ihre Eltern als zuverlässig und zielstrebig. Beide würden viel arbeiten und seien erfolgreich mit dem, was sie tun. Die Mutter, 48 Jahre, Restaurantfachfrau, sei sehr fürsorglich, durchsetzungsstark, selbstbewusst und fordernd. Der Vater, 52 Jahre, Mitarbeiter einer Baustofffirma, sei ruhig, sehr hilfsbereit, offen-kontaktfreudig und penetrant, wenn er etwas will. Die Eltern hätten sie immer wieder angehalten, sich um ihre Angelegenheiten zu kümmern und dies auch überwacht, aber aus Liebe zu ihr hätten sie keine Konsequenzen gesetzt.⓿ Wenn sie gesehen hätten, wie traurig sie war, hätten sie lediglich gesagt, sie solle sich beim nächsten Mal mehr bemühen.❶ So habe sie gelernt, dass sie ohne unmittelbar negative Konsequenzen lästige Dinge aufschieben kann.⓿ Überwiegend hätten ihr die Eltern geholfen, Probleme zu lösen, indem sie es selbst gemacht hätten.❷

Schule/Beruf. Die Klientin sei mit sechs Jahren eingeschult worden. Nach der Grundschule habe sie die Realschule mit der zehnten Klasse beendet. Sie habe nur das Nötigste gemacht und sei damit auch durch die Schule gekommen.⓿ Die Lehrer*innen hätten sie jedoch regelmäßig ermahnt, sich mehr am Unterricht zu beteiligen.⓿ Sie habe nach der Schule nicht gewusst, was sie tun solle und sei dann über eine Freundin auf den Beruf der technischen Zeichnerin gekommen. Das habe sie jedoch nach einem halben Jahr beendet, da es ihr keinen Spaß gemacht habe und das stundenlange Sitzen zu anstrengend gewesen sei. Danach habe sie gedacht, Arzthelferin sei abwechslungsreicher und könnte ihr gefallen. Die Eltern hätten sie intensiv bei der Suche nach einer neuen Ausbildungsstelle unterstützt. Sie sei pünktlich gewesen und habe gemacht, was man ihr sagte. Dennoch habe ihr Chef sie ständig kritisiert und mehr Eigenverantwortung gefordert.⓿ Die Arzthelferinnen hätten ihr die langweiligsten Aufgaben oder Putzaufgaben gegeben. Häufig habe sie das verweigert.❸ Dadurch habe sich die Situation zugespitzt, andere hätten nicht mehr mit ihr geredet oder manchmal sei auch hinter ihrem Rücken getuschelt worden. Sie habe sich dann öfter krankschreiben lassen, sei letztendlich gar nicht mehr hingegangen.❸ Nun gehe es um einen Aufhebungsvertrag. Was danach kommen soll, wisse sie nicht, denn neue Ziele könnten ja auch schiefgehen und noch mehr Zeit zu verlieren wäre auch ziemlich blöd.⓿

Körperliche Entwicklung. Unauffällig.

Sexuelle Entwicklung. Unauffällig.

Psychosoziale Entwicklung/Partnerschaften. Die Klientin sei zu Schulzeiten sozial gut eingebunden gewesen, habe stets eine Freundin gehabt. Sie habe nie viel dafür tun müssen. Vor der jetzigen Beziehung habe sie diverse Beziehungspartner von nur kurzer Dauer gehabt. Die Partner hätten immer so viel gefordert und hätten sich recht schnell getrennt, wenn sie nicht mitgemacht habe.⓿ Sie habe seit vier Monaten einen Freund, der offen, kontaktfreudig und sportlich sei. Auch diese Beziehung laufe nicht so gut, da er ständig nörgle, weil sie nichts unternehmen wolle. Wenn er sie wirklich liebe, nähme er sie so, wie sie sei.⓿ Eigentlich wolle sie sich trennen, aber allein zu sein wäre auch langweilig.⓿ Sie habe mittlerweile kaum noch Freund*innen, da alle ihren Weg gingen und sie irgendwie stehen geblieben sei. Sie habe schon mit 18 Jahren bemerkt, dass sie Ziele nicht so verfolge wie andere. Wenn sie andere treffe und die von ihren Leistungen und erreichten Zielen erzählten, halte sie sich sehr zurück, weil sie sich für ihre Trägheit schäme.❹ Wer sich nicht im Griff hat und seine Ziele konsequent verfolgt, der tauge nichts.❹ Sie gehe kaum noch vor die Tür, damit sie niemanden treffe und wieder höre, was andere geschafft haben.❺ Zugleich würde sie sich für ihre Trägheit abwerten.❹

Anmerkungen:

⓿ Indiz für ein FIP(B)
❶ Vermeidungsstrategie der Eltern, die das FIP(B) förderte
❷ Überfürsorgliches Verhalten der Eltern, dadurch Fördern des FIP(B)
❸ Typisches kurzfristig hedonistisches FIP(B)-Verhalten
❹ Hinweis auf ein hierarchisches Selbstwertproblem
❺ Vermeidungsverhalten aufgrund der Selbstwertproblematik.

Problem- und Verhaltensanalyse

Makroanalyse. Die Klientin wächst im Elternhaus mit einer überfürsorglichen, inkonsequenten Erziehung durch die Eltern auf. Die Eltern setzen zwar Grenzen und stellen Regeln auf, setzen diese jedoch nicht konsequent um. Die Klientin lernt einerseits nicht ausreichend, selbständig für sich zu sorgen, sondern dass andere für ihre Bedürfnisbefriedigung zuständig sind, und andererseits, dass sie ohne negative Konsequenzen machen kann, wozu sie kurzfristig Lust hat. Sie entwickelt so die Einstellungen „das Leben muss leicht sein und Spaß machen“ und „andere sind für meine Bedürfnisbefriedigung zuständig und müssen auf mich Rücksicht nehmen“. Da sie diese Einstellungen rigide auslebt und einfordert, erlebt sie zunehmend Konflikte mit ihrer Umwelt und erreicht ihre Ziele nicht. Dadurch erfährt sie erhebliche ökonomische und soziale Folgen. Sie vergleicht sich mit ihrer Bezugsgruppe und beginnt, sich für ihr FIP(B)-Vermeidungsverhalten abzuwerten. Dadurch entwickelt sie zunehmend sozialphobisches Vermeidungsverhalten.

Aufrechterhaltende Bedingungen und Funktionalität des FIP(B)

- **Intrapsychisch:** Kurzfristiges Maximieren von Lustgewinn sowie von Bequemlichkeit.
- **Interpersonell:** Unterstützung durch andere, wenn sie fordernd oder hilfsbedürftig auftritt. Keine Kompromisse machen und sich nicht um andere kümmern müssen, wenn sie oder andere sich abwenden.

Aufrechterhaltende Bedingungen und Funktionalität des hierarchischen SWP

- Das hierarchische SWP verhindert das Auseinandersetzen mit dem ursprünglichen FIP(B).
- **Intrapsychisch:** Durch den gewählten Selbstwertmaßstab weiß die Klientin, was sie tun kann, um wertvoll zu sein. Über die Selbstabwertung kann sie ihre Schuld kurzfristig tilgen, erlebt innere Entlastung im Sinne einer negativen Verstärkung.
- **Interindividuell:** Durch Vermeidung einer Konfrontation mit anderen kann sie vermeiden, mit ihrem Versagen konfrontiert zu werden und damit Selbstwertverlust verhindern.

Mikroanalyse (1): Ein typisches Beispiel für das FIP(B)

S: Ich liege alleine in meinem Zimmer auf dem Bett. Es ist Montag, 14 Uhr.

O: Keine Hinweise auf biologische Ursachen des Problems.

$R_{kognitiv}$:

$K_{Perspektive}$: Eigentlich müsste ich meinen Wochenplan schreiben. Ich bin so müde. So muss ich mich zu sehr anstrengen. Das Leben sollte leicht sein und Spaß machen.

$K_{Schlüsse}$: So müde und schlapp kann ich meine Aufgaben nicht erfüllen, das ist mir zu anstrengend.

$K_{Bewerten}$: Blöd.

$K_{Strategie}$: Mach nur, wozu du Lust hast!

$R_{emotional}$: Unzufriedenheit

$R_{physiologisch}$: innere Anspannung und Unruhe

$R_{motorisch}$: Ich bleibe liegen.

K: kontinuierlich

$C_{kurzfristig}$: Entspannung und Ruhe (negative Verstärkung)

$C_{langfristig}$: Aufrechterhalten und sukzessives Verstärken von latenter Unzufriedenheit sowie Niedergeschlagenheit, da die Klientin ihre Ziele nicht verfolgt und somit auch keine Zufriedenheit erleben kann. Durch die sozialen, ökonomischen und körperlichen Konsequenzen ihres Kurzfristhedonismus bringt sie sich in eine Lebenssituation, die im Vergleich mit anderen ungünstig ist. Da sich die Klientin mit anderen Personen ihrer Bezugsgruppe vergleicht und ihren Selbstwert davon abhängig macht, was sie erreicht hat, hat sie nun auch ein hierarchisches SWP.

Mikroanalyse (2): Ein typisches Beispiel für das hierarchische SWP

S: Ich stehe in der Einkaufsstraße und S. sagt: „Mensch, dich habe ich ja lange nicht gesehen, was macht der Job?“

O: keine Hinweise auf biologische Ursachen des Problems.

$R_{kognitiv}$:

$K_{Perspektive}$: S. ist meine Ex-Schulkameradin. Wer wegen Faulheit nichts erreicht, ist nichts wert. Ich habe noch keine Ausbildung, weil ich mich nicht genug anstrenge.

$K_{Schlüsse}$: Weil ich wegen meiner Faulheit nichts erreicht habe, tauge ich nichts.

$K_{Bewerten}$: Wie peinlich!

$K_{Strategie}$: Vermeide alle Situationen, in denen du an Wert verlieren könntest!

$R_{emotional}$: Scham (Stärke 5/10)

$R_{physiologisch}$: innere Unruhe, Anspannung, flaues Gefühl im Magen, Konzentrationsprobleme

$R_{motorisch}$: Ich sage: „Du, ich habe keine Zeit, wir reden ein anderes Mal.“

K: kontinuierlich

$C_{kurzfristig}$: Reduktion der Scham (negative Verstärkung)

$C_{langfristig}$: Aufrechterhalten und sukzessives Verstärken von Angst und Scham, da die dysfunktionale Verknüpfung zwischen Selbstwert und Beliebtheit bestehen bleibt. Durch die hierarchische Selbstwertproblematik besteht zudem eine Nichtakzeptanz des FIP(B), das deshalb nicht bearbeitet werden kann und so dessen depressive Symptomatik verstärkt.

5. Diagnose

- Frustrationsintoleranzproblem mit F33.1 ICD-10 (rezidivierende depressive Störung, ggw. mittelgradige Episode)
- Selbstwertproblem (hierarchisch) mit F40.1 ICD-10 (soziale Phobien)

6. Behandlungsplan und Prognose

Mit der Klientin vereinbarte Therapieziele.

1. Abbau des hierarchischen Selbstwertproblems sowie seiner emotionalen und Verhaltenssymptome
2. Klären der lang- und kurzfristigen Lebensziele
3. Abbau des Frustrationsintoleranzproblems vom Prokrastinations-Typus sowie seiner emotionalen und Verhaltenssymptome

Behandlungsplan. Die Behandlung wird mit einer Kurzzeittherapie (12 Einzelsitzungen á 50 Min.) begonnen, um zu prüfen, wie die stark die Therapiemotivation und Änderungsbereitschaft der Klientin ist. Begonnen wird mit dem hierarchischen Selbstwertproblem, um die spätere Arbeit am Frustrationsintoleranzproblem zu ermöglichen.

1) Einführen in das kognitive Modell der Emotionsentstehung und -steuerung
2) Herausarbeiten des eigenen Selbstwertkonzepts („Nur wer etwas kann ist etwas wert") und seiner Konsequenzen
3) Prüfen des eigenen Selbstwertkonzepts auf Angemessenheit mittels Disputtechniken und Sokratischem Dialog (Thema: „Was ist das: ein wertvoller Mensch?")
4) Aufbau eines vielschichtigen Selbstkonzepts (z. B. Selbstbild) ohne pauschales Selbstbeurteilen
5) Training des neuen Konzepts
   - auf der theoretischen Ebene: eine Übungsleiter mit Situationen erstellen lassen, in denen die Klientin sich abwertet". Dazu SAE-Modelle erstellen lassen

   - auf der imaginativen Ebene: Drehbücher für Problemsituationen erstellen lassen und Vorstellungsübungen dazu durchführen und
   - durch In-vivo-Übungen in den Situationen, die zuvor auf der Vorstellungsebene zielführend bewältigt wurden.
6) Vorbereitend für das anschließende Bearbeiten des primären Frustrationsintoleranzproblems: Lebenszielanalyse und -planung sowie Aufbau neuer, adäquater Zielvorstellungen, Aktivitätenplanung, den aktuellen Aktivitätenstatus durch Wochenpläne erheben und klären, was die Klientin leisten und schrittweise umsetzen will.

Das Frustrationsintoleranzproblem vom Typ (B) bearbeiten:

7) Erarbeiten der Ursachen und der Konsequenzen von Frustrationsintoleranz
8) Herausarbeiten der eigenen Intoleranzen anhand des SKR-Modells
9) Prüfen der Erwartungen und Forderungen „Das Leben soll leicht sein. Ich will mich nicht anstrengen müssen." sowie der emotionalen Reaktionen auf Angemessenheit mittels Disputtechniken
10) Aufbau von Akzeptanz hinsichtlich notwendiger Kosten für das Zielverfolgen
11) Training des neuen Konzepts auf den drei unter (5) beschriebenen Ebenen.

Prognose. Die Prognose ist aufgrund der langjährigen Frustrationsintoleranz der Klientin eher ungünstig. Aufgrund des hohen Leidensdrucks sowie der bisherigen Mitarbeit wird zunächst eine Probetherapie zum Behandeln des hierarchischen Selbstwertproblems und zum weiteren Überprüfen der Veränderungsmotivation begonnen. Verläuft dieser Behandlungsschritt erfolgreich, wird aufgrund der Problempersistenz und der inzwischen gut gebahnten dysfunktionalen Konzepte ein Umstellen auf Langzeitbehandlung notwendig sein.

7.1.2 Ein Selbstwertproblem mit einem hierarchischen existentiellen Problem

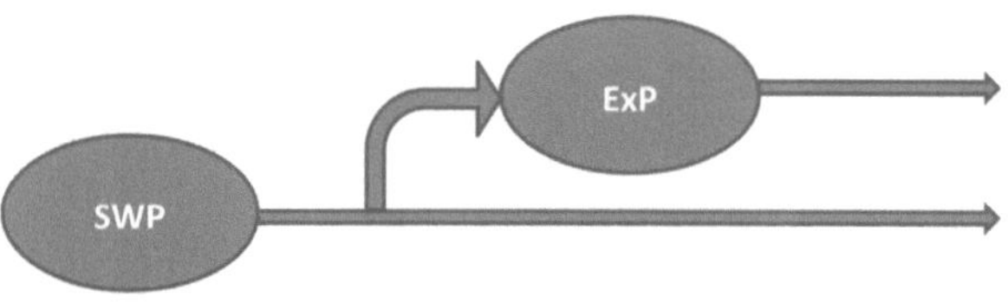

Abbildung 7.2: *Ein Selbstwertproblem mit einem hierarchischen existentiellen Problem*

Fallbeispiel: Frau L

1. Relevante soziodemographische Variablen

45-jährige Bäckereifachverkäuferin, verheiratet mit 50-jährigem Lageristen, keine Kinder

2. Symptomatik und psychischer Befund

Die Klientin klagt, dass sie nur noch in Angst lebe, seid ihr Mann 2011 einen Herzinfarkt erlitten habe.⓿ Er habe sich seitdem verändert, sei „ruppiger" geworden und kümmere sich wenig um häusliche und finanzielle Angelegenheiten. Für sie bedeute dies, dass sie nun auch Dinge erledigen müsse, die sie sich nicht zutraue. Sie befürchte, Fehler zu machen und zu versagen. Dann würde sich bestätigen, dass sie zu nichts tauge.❶

Weil er so wenig rede, könne sie nicht einschätzen, wie es ihrem Mann gehe. Sie befürchte, dass sie nicht mitbekomme, wenn es ihm schlecht geht und er erneut einen Infarkt erleide. Dann hätte sie versagt, wäre eine schlechte Ehefrau.❶ Sie traue sich auch nicht, ihm „Kontra zu geben", wenn er sich nicht kümmere, weil sie befürchte, dass er sich aufrege und wieder einen Herzinfarkt erleidet. Dann wäre sie schuld und tauge nichts.❷

Sie müsse aktuell schnell weinen, schlafe schlecht, sei innerlich unruhig, habe zehn Kilo abgenommen.❸ Seit dem Tod ihres Vaters vor vier Jahren habe sie sich „nicht wohl" gefühlt, dies aber durch Arbeit verdrängt und indem sie sich um die Mutter kümmere.❷ Sie befürchte seitdem, selbst an einem Herzinfarkt sterben zu können, wenn sie sich weiter um alles und jeden sorge.❹ Sie beobachte häufig, wie ihr Herz schlage, messe regelmäßig den Puls am Handgelenk.❺ Sie sei bereits öfter beim Hausarzt und Kardiologen gewesen, um sich untersuchen und um sich Tropfen zur Beruhigung verschreiben zu lassen.❺ Sie wisse nicht mehr weiter und hoffe, mit Hilfe einer ambulanten Psychotherapie zu klären, was sie machen könne, um sich wieder wohlzufühlen.

Anmerkungen:

⓿ Unklar, was die Ursache der Angst ist (s. Dialogbeispiel 1)
❶ Indiz für ein Selbstwertproblem – Maßstab: Leistung
❷ Indiz für ein Selbstwertproblem
❸ Physiologische Begleitsymptome der Angst
❹ Hinweis auf ein hierarchisches existentielles Problem: Sie befürchtet, vor Angst zu sterben (s. Dialogbeispiel 2)
❺ Sicherheitsverhalten im Rahmen der existentiellen Angst

Dialogbeispiel 1: Erarbeiten der Symptomursache

	Dialog:	Kommentar:
T:	*Sie sagten, dass Sie seit dem Herzinfarkt Ihres Mannes nur noch in Angst leben. Was befürchten Sie seitdem?*	T erfragt $K_{Schlüsse}$
K:	*Dass er einen weiteren Infarkt bekommt und ich ihm nicht rechtzeitig helfen kann. Das wäre schrecklich.*	
T:	*Was würde das bedeuten?*	wie zuvor
K:	*Dann hätte ich womöglich nicht genug aufgepasst und wäre schuld, dass er stirbt.*	
T:	*Und das würde für Sie was bedeuten?*	wie zuvor
K:	*Dann hätte ich versagt und würde nichts taugen.*	K benennt ein SWP-Konzept

Dialogbeispiel 2: Prüfen, ob ein behandlungsbedürftiges übergeordnetes Problem vorliegt

	Dialog:	Kommentar:
T:	*Sie sagten, dass Sie selbst schon länger unter starken Körpersymptomen leiden.*	T prüft auf ein behandlungsbedürftiges Problem
K:	*Ja.*	
T:	*Seit wann?*	Explorationsfrage
K:	*Seitdem ich bemerke, dass sich nichts ändert, … so ein halbes Jahr. Ich habe schon zehn Kilo abgenommen und bin nur noch unruhig.*	
T:	*Was befürchten Sie?*	T erfragt $K_{Schlüsse}$
K:	*Dass ich bald selbst wegen eines Herzinfarkts zusammenbreche.*	
T:	*Und das würde bedeuten?*	wie zuvor
K:	*Ich könnte nicht rechtzeitig Hilfe bekommen und sterben.*	K benennt ein ExP-Konzept
T:	*Wie kommen Sie darauf, dass Sie an einem Herzinfarkt sterben könnten?*	Explorationsfrage

K:	*Ich sorge mich um alles und jeden, um kein schlechter Mensch zu sein. Welches Herz soll das denn aushalten? Mein Vater hatte schon Herzprobleme, vielleicht geht es mir dann genauso.*	K führt ihr EXP auf ihr SWP zurück. Das ExP steht damit hierarchisch über dem SWP.
T:	*Und was haben Sie bisher deswegen unternommen?*	T erfragt die Lösungsstrategien der K
K:	*Ich bin zur Neurologin gegangen, da ich nicht weiter wusste. Sie hat mir Tabletten verschrieben und Tropfen, damit ich ruhiger werde.*	

Auffälligkeiten in der Kontaktaufnahme etc. Die Klientin zeigt sich im therapeutischen Kontakt angespannt und nervös. Sie wirkt hilfesuchend, perspektiv- und ratlos. Bei den Beschwerdeschilderungen zeigt sich die starke emotionale Belastung, die Klientin weint nahezu die ganze Stunde. Leidensdruck wird deutlich spürbar.

Psychischer Befund. In allen Qualitäten orientiert. Es gibt keine Hinweise auf formale oder inhaltliche Denk-, Wahrnehmungs-, mnestische Störungen, auf Substanzmittelmissbrauch bzw. -abhängigkeit oder auf aktuelle Suizidalität. Die Stimmung ist ängstlich. Der Antrieb unter Belastungssituationen gesteigert.

Die Klientin hat in Bezug auf das hierarchische ExP ein medizinisches Krankheitsverständnis, d. h. sie geht von einer organischen Ursache für ihre Beschwerden aus.

3. Somatischer Befund und Konsiliarbericht

Siehe beiliegenden Konsiliarbericht.

4. Behandlungsrelevante Angaben zur Lebensgeschichte (ggf. auch zur Lebensgeschichte der Bezugspersonen), zur Krankheitsanamnese, zum funktionalen Bedingungsmodell (VT)

Familiäre Entwicklung. Die Klientin sei als Einzelkind bei ihren Eltern aufgewachsen. Diese hätten einen großen Garten bewirtschaftet und eine Katzenzucht gehabt. Der Vater, geb. 1935, Verwaltungsangestellter, berentet, sei vor vier Jahren an einem Herzinfarkt verstorben. Die Mutter, geb. 1937, Hausfrau, lebe im Anbau des Hauses. Zu beiden habe sie ein sehr enges Verhältnis gehabt, sei nie von zu Hause ausgezogen, weil die Eltern dies nicht gewollt hätten. Sie habe stets gehorcht, um eine gute Tochter zu sein.⓿ Die Eltern hätten stets von ihr verlangt, zu Hause mitzuhelfen. Der Vater habe viel selbst gemacht und ihre Hilfe gefordert. Ihre eigenen Ideen und Vorschläge habe er abgelehnt mit „ich mach dass schon, du bist noch zu dumm dazu“ oder „das brauchst du nicht zu wissen".❶ Wenn der Vater sauer auf sie gewesen sei, habe er sie ignoriert und nicht mit ihr gesprochen. Sie habe sich dann für nicht liebenswert gehalten und sich extrem schlecht gefühlt.❷ Deswegen habe sie sich auch nie wiedersetzt.❸

Den Eltern sei wichtig gewesen, nach außen perfekt zu wirken und nicht über Probleme zu reden. Die Klientin habe sich bis zum Tod des Vaters nicht getraut, sich jemandem anzuvertrauen, um Hilfe zu erhalten. Sie hätte sonst die elterliche Regel missachtet und wäre eine schlechte Tochter gewesen.❸ Andere Kinder hätten mehr Freiheit gehabt. Versuche, eigene Ziele zu verfolgen, seien jedoch von den Eltern begrenzt worden durch Aussagen wie „das ist nicht gut für dich" oder „wir machen das doch alles für dich, du kannst dich doch nicht so verhalten". Sie hätten befürchtet, dass sie auf die schiefe Bahn geraten könnte. Um eine gute Tochter zu sein, habe sich die Klientin stets angepasst.❸ Auf Versuche, sich zu schminken, habe ihr Vater mit Ablehnung und Abwertung reagiert, woraufhin sie das unterlassen habe.❸

Schule/Beruf. Die Klientin sei nach dem Vorschulkindergarten eingeschult worden und habe die Sonderschule nach neun Jahren mit dem Hauptschulabschluss beendet. Nach der Schule habe sie erfolgreich eine Lehre als Bäckereifachverkäuferin absolviert und arbeite seitdem als solche im selben Betrieb. Zu den Kolleg*innen bestehe ein gutes Verhältnis. Durch ihren Beruf sei sie etwas selbstbewusster und selbständiger geworden. Die Eltern hätten ihr im Zuge der Berufstätigkeit erlaubt, alleine Kaffee trinken zu gehen oder mal eine Busreise zu machen.

Sexuelle und körperliche Entwicklung. Unauffällig. In der Partnerschaft gebe es seit dem Herzinfarkt des Mannes kein Sexualleben mehr, womit die Klientin unzufrieden sei, ohne dies zu äußern, um nicht abgelehnt zu werden.❸

Psychosoziale Entwicklung/Partnerschaften. Die Klientin sei privat sozial isoliert aufgewachsen. In der Schule sei sie Außenseiterin gewesen, da sie dick und hässlich gewesen sei.⓿ Andere Mitschüler*innen hätten sie gehänselt. Freund*innen habe sie keine finden können, da die Eltern nicht erlaubt hätten, mit anderen zu spielen oder später auszugehen.❸ Ihren Mann kenne sie seit 20 Jahren, verheiratet seien beide seit 18 Jahren. Sie habe ihn in der Dart-Kneipe kennengelernt, aus der sie ihren Vater oft abgeholt habe. Sie hätten bis zum Tod des Vaters im Anbau des elterlichen Hauses gelebt. Die Ehe verlief bisher sehr glücklich. Beide hätten sich bis zu seinem Infarkt gemeinsam um den Haushalt gekümmert und gemeinsam gekocht. Er sei ein sensibler Mensch. Problematisch sei manchmal, dass er auf stur schalte, wenn etwas nicht so laufe, wie er wolle. Er wäre gern weggezogen, das sei für sie nie in Frage gekommen.❸ Konflikte habe es immer wieder bei Einmischungen der Eltern gegeben. Sie habe versucht, es allen irgendwie Recht zu machen und zwischen Eltern und Ehemann zu vermitteln. Habe es keine für alle passende Lösung gegeben, habe sie zwar zu ihrem Mann gehalten, jedoch den Eltern gegenüber Schuldgedanken gehabt und sich als schlechte Tochter empfunden.❷ Sie habe keine Kinder, ihre Eileiter seien nicht in Ordnung und die Spermienqualität ihres Mannes sei unzureichend.

Aktuelle Lebenssituation. Die Klientin arbeite Vollzeit und kümmere sich in ihrer Freizeit um den Haushalt und um Behördenangelegenheiten. Ihr Mann liege desinteressiert auf der Couch, wenn er von einer Arbeitsamt-Maßnahme zurückkommt. Das Geld sei sehr knapp und sie machten Schulden, da der Unterhalt des Elternhauses viel koste. Ihr Einkommen würde nicht ausreichen und ihr Mann bekäme kein Hartz IV.

Krankheitsanamnese. Sozialphobische Ängste seit der Kindheit, existentielle Ängste seit einem halben Jahr. Ärztlicher Kontakt und Behandlung seit sechs Wochen, Medikation: Cipralex, Lorazepam bei Bedarf.

Anmerkungen:

⓿ Indiz für eine Selbstwertproblematik

❶ Hinweis auf mangelnde Selbsteffizienzförderung

❷ Hinweis auf Verknüpfung von Selbstwert und Beliebtheit

❸ Hinweis auf das Selbstwertproblem und die Bewältigungsstrategie Anpassung, Unterordnung (negative Verstärkung)

5. Problem- und Verhaltensanalyse

Makroanalyse. Die Klientin wächst in einem Elternhaus auf, in dem die Eltern (v. a. der Vater) bestimmen, was gemacht wird. Auf Versuche, anders zu handeln oder zu denken, reagierten sie mit Ablehnen und Entwerten („bist zu blöd dazu"). Autonomieschritte werden unzureichend fürsorglich begleitet. Es ist davon auszugehen, dass die Klientin über Gebote (wie z. B. „sei eine gute Tochter, freundlich und hilfsbereit!") und Verbote (wie z. B. „wiedersprich nicht, mach was dir gesagt wird, dann bist du eine gute Tochter, die ich lieb habe!") lernt, ihren Selbstwert an Beliebtheit aufgrund von Leistung zu knüpfen. Durch die Selbstwertproblematik und die dadurch gelebte Anpassung kann sie kaum Selbstvertrauen und Selbstwirksamkeitserleben entwickeln, was sich u. a. in der Angst zeigt, alleine nicht zurechtzukommen, weil sie sich für zu dumm und nicht liebenswert hält.

Aufrechterhalten und fortgesetzt wird dies in der Schule. Auch hier verarbeitet die Klientin die Erlebnisse (nicht ausgehen dürfen, Hänseleien) so, dass sie sich als nicht liebenswert erlebt. Durch Anpassen und Unterordnen sichert sie sich die Zuneigung ihrer Eltern und vermeidet damit Ablehnung und Wertverlust. Bestehen bleibt die Abhängigkeit von engen Bezugspersonen wie dem Vater und später dem Ehemann als „Selbstwertspender".

Mit der Heirat erlebt die Klientin, dass sie es nicht allen rechtmachen kann, wenn Ehemann und Eltern unterschiedlicher Meinung sind. Sie versucht zwar, Lösungen zu finden, die im Sinne aller Beteiligten sind, in der Regel endet dies jedoch in Schuldgedanken den Eltern gegenüber. Die Selbstwertproblematik ist so teils kompensiert, teils mit Leidensdruck verbunden.

Ausgelöst durch den Tod des Vaters und der Wesensveränderung des Ehemanns nach dem Infarkt erlebt die Klientin verstärke Verlust- und Versagensangst im Rahmen des Selbstwertproblems. Sie sorgt sich nun zusätzlich aufgrund der durch das SWP bedingten hohen Angst-Arousal und damit verbundenen Körpersymptome, selbst einen Herzanfall zu erleiden und daran zu sterben (hierarchisches existenzielles Problem).

Aufrechterhaltende Bedingungen und Funktionalität des Selbstwertproblems

- **Intrapsychisch:** Durch ihr Selbstwertkonzept (Beliebtheit durch Leistung) kann sich die Klientin manchmal auch als wertvoll ansehen und damit Zufriedenheit erleben. Sie hat dadurch eine Orientierung, was sie tun kann, um wertvoll zu sein. Durch die Angst vor Wertverlust kann sie sich motivieren, Leistung zu erbringen.
- **Interindividuell:** Durch ihr angepasstes, leistungsorientiertes Verhalten vermeidet die Klientin Ablehnung durch andere und erhält auch Zuspruch und Lob. Letzteres nutzt sie, um sich selbst aufzuwerten und Zufriedenheit zu erleben.

Symptomgewinne des hierarchischen existentiellen Problems:

- **Intrapsychisch:** Reduktion von Unsicherheit, Vermeiden, sich mit dem Selbstwertproblem auseinanderzusetzen zu müssen
- **Interindividuell:** Andere schenken der Klientin Aufmerksamkeit, kümmern sich, übernehmen Verantwortung und unterstützen sie.

Mikroanalyse (1): Ein typisches Beispiel für das SWP

S: Ich sitze zu Hause auf dem Sofa und halte das Telefon in der Hand.

O: Keine Hinweise auf biologische Problemursachen.

$\mathbf{R}^{\mathbf{kognitiv}}$:

$K_{Perspektive}$: Ich muss Herrn X von der Behörde Y anrufen. Nur wer klug ist wird gemocht und ist was wert.

$K_{Schlüsse}$: Wenn ich nicht gleich verstehe, was Herr X mir sagt und ich nachfragen muss, wird er sauer auf mich, hält mich für dumm und ich wäre weniger wert.

$K_{Bewerten}$: Das wäre peinlich.

$K_{Strategie}$: Vermeide alles, was Wertverlust bedeuten könnte!

$R_{emotional}$: Angst (5/10)

$R_{physiologisch}$: Herzklopfen, innere Unruhe, Anspannung

$R_{motorisch}$: Ich sitze auf dem Sofa und lege das Telefon weg.

K: intermittierend

$C_{kurzfristig}$: Reduktion von Angst und Anspannung ($\not{C}^-$)

$C_{langfristig}$: Aufrechterhalten und sukzessives Verstärken der Angst, da das dysfunktionale Verknüpfen von Selbstwert und Beliebtheit bestehen bleibt. Die Klientin lernt nicht, sich adäquat im Rahmen ihrer Möglichkeiten zielführend zu verhalten. Das führt zu negativer Selbstwahrnehmung und -bewertung, zu dysfunktionaler Beziehungsgestaltung (Zurücknahme eigener Bedürfnisse) und mangelndem Selbstverstärken.

Mikroanalyse (2): Ein typisches Beispiel für das hierarchische ExP

S: Ich sitze zu Hause auf dem Sofa.

O: Keine Hinweise auf biologische Problemursachen.

$R_{kognitiv}$:

$K_{Perspektive}$: Aus Angst vor Wertverlust schlägt mein Herz schon wieder so schnell und mir ist ganz komisch. Ich bin allein und keiner könnte mir helfen, wenn ich jetzt zusammenbreche. An einem Herzinfarkt kann man sterben. Ich will nicht sterben!

$K_{Schlüsse}$: Wenn das jetzt schlimmer wird kann ich zusammenbrechen und sterben.

$K_{Bewerten}$: Das wäre schrecklich.

$K_{Strategie}$: Suche Sicherheit durch Schonung und Kontrolle!

$R_{emotional}$: Angst (7/10)

$R_{physiologisch}$: Zittern, Übelkeit, Herzklopfen, innere Unruhe, Anspannung

$R_{motorisch}$: Ich lege mich hin.

K: intermittierend

$C_{kurzfristig}$: Entspannung und Ruhe ($\not{C}^-$)

$C_{langfristig}$: Aufrechterhalten und sukzessives Verstärken der Angst, da das Fehlbewerten der Körpersymptome bestehen bleibt.

5. Diagnose

- Selbstwertproblem mit F40.1 ICD-10 (soziale Phobien) und
- existentielles Problem mit F45.3 ICD-10 (somatoforme autonome Funktionsstörung) als hierarchisches Problem.

6. Behandlungsplan und Prognose

Mit der Klientin vereinbarte Therapieziele:

1. Erarbeiten eines psychosomatischen Krankheitsverständnisses
2. Abbau des hierarchischen existentiellen Problems und dadurch Abbau der „Herzphobie“
3. Abbau des Selbstwertproblems und dadurch Abbau der sozialen Angstreaktionen

Behandlungsplan. Es wird mit dem hierarchischen existentiellen Problem begonnen, damit die Klientin in der Therapie des Selbstwertproblems nicht Übungen aufgrund starker Körpersymptome abbricht. Danach erfolgt die Therapie des Selbstwertproblems.

Behandlung des ExP (und damit symptomatisch Abbau der existentiellen Befürchtungen) durch

1) Einführen in das kognitive Modell der Emotionsentstehung und -steuerung
2) Herausarbeiten der existentiellen Befürchtungen anhand des SKR-Modells
3) Prüfen der Befürchtungen, „an einem Herzinfarkt sterben zu müssen“, auf Angemessenheit mittels Disputtechniken
4) Reattribution der Bedeutung von physiologischer Erregung (erwünschte Anpassungsleistung des Organismus statt Gefahrensignal)
5) Aufbau von Akzeptanz hinsichtlich Unsicherheit, Kontrollunfähigkeit und unausweichlichen Alltagsgefahren mittels Disputtechniken und einem explikativen Sokratischen Dialog (Thema: „Was ist das: Sicherheit/Kontrolle?“)
6) Training des neuen Konzepts durch
   - Üben auf theoretischer Ebene (SAE-Modelle erstellen und reflektieren lassen, Fallspezifisch: Die Klientin betätigt sich körperlich [z. B. Treppen herauf und herunter laufen und dabei üben, den Herzschlag als adäquate Anpassungsleistung ihres Körpers zu bewerten])
   - Üben auf imaginativer Ebene (Drehbücher für Problemsituationen erstellen lassen und Vorstellungsübungen dazu durchführen) und
   - In-vivo-Üben in Situationen mit sukzessiv steigendem subjektivem Schwierigkeitsgrad, die zuvor in sensu zielführend bewältigt wurden.

Anschließend Therapie des Selbstwertproblems (damit symptomatisch Abbau der sozialen Phobien) durch Entkoppelung von Beliebtheit/Leistung und Selbstwert:

7) Herausarbeiten des eigenen Selbstwertkonzepts und seiner Konsequenzen mittels SKR-Modelle. Das eigene Selbstwertkonzept „Nur wer klug ist wird gemocht und ist etwas wert" mittels Disputtechniken und explikativem Sokratischen Dialog (Thema: „Was ist das: ein wertvoller Mensch?") auf Angemessenheit prüfen lassen
8) Aufbau eines vielschichtigen Selbstkonzepts (z. B. Selbstbild) ohne pauschales Selbstbeurteilen
9) Training des neuen Konzepts wie unter (6) beschrieben (individuelle Übungen: z. B. sich unwissend geben/auffälliges Verhalten vor anderen zeigen, um Ablehnung zu vermuten, ohne sich dafür pauschal abzuwerten).

Prognose. Die Prognose ist günstig, da die Klientin therapiemotiviert ist und ein positiver therapeutischer Rapport besteht. Ihre Introspektionsfähigkeit ist als ausreichend einzuschätzen. Die Klientin ist bereit, an sich zu arbeiten und besitzt hinsichtlich des SWP bereits ein psychogenes Erklärungsmodell und Krankheitseinsicht. Ein strukturiertes Vorgehen kann es ihr erleichtern, selbst Struktur aufzubauen und durch ein Training neuer Denk- und Verhaltensmuster eine Symptomreduktion zu erreichen. Das Erarbeiten der Problemgenese und der Selbstwertproblematik ermöglichten es der Klientin, ihre Eigenanteile zu reflektieren sowie Veränderungsmöglichkeiten zu beleuchten und zu erarbeiten. Dies begünstigt die Prognose.

7.2 Probleme höherer Ordnung

7.2.1 *Ein FIP(B) mit einem sekundären und einem tertiären SWP*

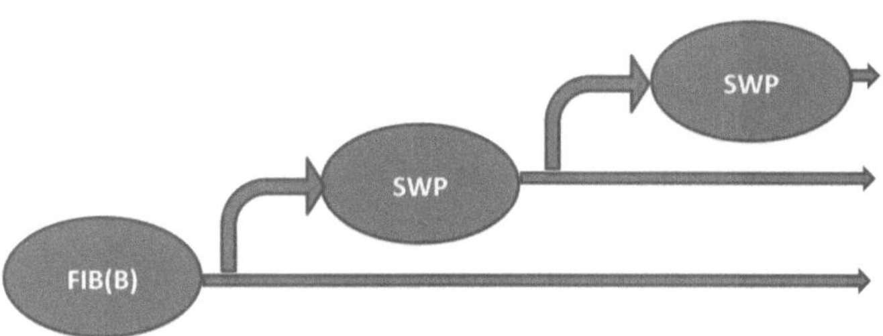

Abbildung 7.3: *Ein FIP(B) mit einem sekundären SWP und einem tertiären SWP*

Fallbeispiel: Frau K

1. Relevante soziodemographische Variablen

35-jährige Klientin, gelernte Bürokauffrau, aktuell halbtags tätig, verheiratet (Partner 30 J., Versicherungsvertreter), zwei Kinder (Sohn 3 J., Tochter 4 J.)

2. Symptomatik und psychischer Befund

Die Klientin kommt zum Erstgespräch und berichtet, dass ihre Stimmung im Keller sei.⓿ Sie verhalte sich nörgelig und unreif,❶ habe keine Lust mehr, etwas im Garten oder Haushalt zu tun. Sie sehe den Sinn darin nicht mehr.❷ Sie habe kaum Appetit und schon 5 kg abgenommen.❷ Sie schlafe schlecht, grüble die ganze Zeit über Probleme.❷ Am Wochenende sitze sie nur herum.❷ Ihre Kinder würde sie zwar noch versorgen, sie habe jedoch keine Lust, mit ihnen zu spielen.❷ Das machten ihr Mann oder ihre Eltern. Sie frage sich, welchen Sinn ihr Leben überhaupt noch habe. Sie bekäme es aber nicht hin, ihre Lebenssituation zu ändern und erlebe ihre Situation zunehmend als hoffnungslos.❸ Ursächlich dafür seien Probleme in der Kindererziehung, jahrelange Eheprobleme und die berufliche Situation mit Kolleginnen.❹ Sie selbst sehe sich deswegen als totale Versagerin, die voller Selbstwertprobleme stecke und nichts richtig mache.❺

Anmerkungen:

⓿ Klären, welche Stimmung die Klientin meint

❶ Hinweis auf Selbstärger im Rahmen eines übergeordneten SWP (s. Dialogbeispiel 1)

❷ Depressive Symptomatik, Ursache noch unklar

❸ Unklar, was hoffnungslos ist, falls sie ihre Lebenssituation nicht ändern kann; unklar, was sie bisher zu verändern versucht hat (s. Dialogbeispiel 2)

❹ Die Klientin nennt Auslösesituationen, Ursache ihrer Symptome noch ungeklärt

❺ Indiz für ein tertiäres SWP, da die Klientin sich für das vorhandene SWP entwertet (s. Dialogbeispiel 3)

Dialogbeispiel 1: Erarbeiten des sekundären SWP

Dialog:		Kommentar:
T:	*Sie finden Ihr nörgeliges Verhalten unreif?*	T prüft, ob ein hierarchisches Problem vorliegt.
K:	*Ja, total peinlich!*	

K:	*Ja, total peinlich!*	
T:	*Und was bedeutet das für Sie?*	T erfragt $K_{Schlüsse}$
K:	*Wer in meinem Alter so reagiert, taugt nichts.*	
T:	*Wie kommen Sie darauf?*	T erfragt $K_{Perspektive}$
K:	*Na, mit fünfunddreißig Jahren und zwei Kindern sollte man damit klar kommen, dass das Leben anstrengend ist und nicht allem Lästigen aus dem Weg gehen.*	K benennt ihr FIP(B)-Konzept, ...
T:	*Und wenn man das nicht kann, bedeutet es was?*	T erfragt erneut $K_{Perspektive}$
K:	*So jemand ist schwach, unreif und taugt nichts.*	... für das sie sich abwertet. Bestätigung des sekundären SWP.

Dialogbeispiel 2: Erarbeiten des primären FIP(B)

	Dialog:	**Kommentar:**
T:	*Wie kommen Sie darauf, dass Sie Ihre Lebenssituationen nicht ändern können?*	Explorationsfrage
K:	*Ich habe es nicht geschafft, meine Ansprüche so zu verändern, dass ich erfüllen kann, was mir wichtig ist.*	
T:	*Können Sie mir dafür ein Beispiel nennen?*	Explorationsfrage
K:	*Ich habe zwei Kinder und damit kann ich in meiner Freizeit nicht mehr so viel von dem tun, was ich gern möchte. Ich muss immer schauen, ob ich jemanden habe, der auf die Kinder aufpasst, oder muss Termine absagen, wenn sie krank sind. Und so weiter. Das finde ich alles ziemlich blöd.*	
T:	*Was finden Sie daran so blöd?*	T erfragt $K_{Schlüsse}$
K:	*Das ich nicht beides haben kann. Ich will Zeit mit meinen Kindern verbringen, aber auch meine Termine noch einhalten und meine anderen Interessen verfolgen.*	
T:	*Und wie kommen Sie darauf, dass das blöd ist?*	T erfragt $K_{Perspektive}$

K:	*Weil ich dann nicht zufrieden sein kann. Damit ich zufrieden sein kann mit meinem Leben will ich auf nichts verzichten müssen.*	Bestätigung des Frustrationsintoleranzproblems Typ (B). Die Klientin setzt sich Ziele, die maximalen Genuss beinhalten, ohne verzichten zu wollen.

Erarbeiten der tertiären Selbstwertproblematik (3.)

	Dialog:	Kommentar:
T:	*Wegen welcher ungelösten Probleme halten Sie sich denn für eine Versagerin?*	T erfragt, auf welche Probleme sich die Entwertung bezieht
K:	*Weil ich aus jedem Problem noch ein neues Problem mache.*	
T:	*Wie meinen Sie das?*	
K:	*Na, wegen meines eigentlichen Problems halte ich mich nun auch noch für einen schlechten Menschen.*	
T:	*Und weshalb sind Sie deswegen eine Versagerin?*	T erfragt $K_{Perspektive}$
K:	*Na, so ist mir wirklich nicht mehr zu helfen.*	
T:	*Wie kommen Sie darauf?*	T erfragt $K_{Perspektive}$
K:	*Wer sich so verhält und aus seinen Fehlern nichts lernt, sich stattdessen noch für einen schlechten Menschen hält, der wird nie lernen, alles richtig zu machen und ein guter Mensch zu werden.*	

Auffälligkeiten in der Kontaktaufnahme etc. Die Klientin zeigt sich im therapeutischen Kontakt zugewandt, antwortet auf Nachfragen häufig zögerlich. Sie wirkt ratlos. Bei den Beschwerdeschilderungen wird Leidensdruck deutlich spürbar.

Psychischer Befund. Die Klientin ist in allen Qualitäten orientiert. Es gibt keine Hinweise auf formale oder inhaltliche Denk-, Wahrnehmungsstörungen, mnestische Störungen, auf aktuellen Substanzmittelmissbrauch, -abhängigkeit oder aktuelle Suizidalität. Die Stimmung ist überwiegend niedergeschlagen. Der Antrieb reduziert.

Die Klientin hat ein psychogenes Krankheitsverständnis, berichtet über Eigenanteile an ihrer psychischen Symptomatik.

Ergebnisse psychodiagnostischer Testverfahren. Im BDI erreicht die Klientin einen Wert von 22, was für eine klinisch relevante Depression spricht.

3. Somatischer Befund und Konsiliarbericht

Siehe Konsiliarbericht.

4. Behandlungsrelevante Angaben zur Lebensgeschichte (ggf. auch zur Lebensgeschichte der Bezugspersonen), zur Krankheitsanamnese, zum funktionalen Bedingungsmodell (VT)

Familiäre Entwicklung. Die Klientin sei vom zweiten bis zum vierten Lebensjahr bei ihrer Oma aufgewachsen. Ihre Mutter sei bei der Geburt 17 Jahre, ihr Vater 17,5 Jahre alt gewesen. Die Eltern hätten ein Zimmer im Haus der Oma gehabt und seien in eine kleine Wohnung gezogen, als die Klientin zwei Jahre alt gewesen sei. Die Oma habe die Klientin nicht mitziehen lassen, da es die Klientin bei ihr, ihrer Meinung nach, besser gehabt habe. Neben der Oma hätten auch Uroma und Ur-Uroma mit im Haus gelebt. Alle seien überfürsorglich gewesen, die Klientin habe bekommen, was sie gewollt habe.⓿ Die Mutter habe sie später mit circa vier Jahren in die Familie geholt, da sie nun eine größere Wohnung gehabt und genug Geld verdient hätten. Die Mutter habe zwischenzeitlich eine Ausbildung zur Frisörin, der Vater zum Werkzeugmacher absolviert. Beide Eltern hätten sich besonders um sie gekümmert, da sie ein schlechtes Gewissen gehabt hätten, weil sie die ersten Jahre so wenig präsent gewesen seien.❶ Zur Oma habe weiterhin ein enger Kontakt bestanden. Diese habe sie auch bei schulischen Belangen unterstützt, ohne sie hätte die Klientin nicht die Realschule absolviert.⓿ Sie wäre zu faul gewesen, sich jeden Nachmittag den Kopf über den Hausaufgaben zu zerbrechen.❷ Die Klientin habe noch einen fünf Jahre jüngeren Bruder, der von den Eltern ebenfalls verwöhnt worden sei. Sie habe sich nie so richtig für ihren Bruder interessiert, da beide so verschieden gewesen seien und er ihr früher oft auf die Nerven gegangen sei. Sie habe deswegen auch nie auf ihn aufpassen müssen, weil die Eltern keinen Streit mit ihr gewollt hätten.❶ Im Haushalt habe sie nicht helfen müssen, da die Mutter nur halbtags gearbeitet hätte.❶ Sie habe in ihrer Freizeit viel ausprobiert, wie z. B. Judo, Tanzen, Klavier, Flöte, aber nichts durchgehalten. Irgendwann sei ihr das zu anstrengend gewesen.❷

Schule/Beruf. Die Klientin sei mit sechs Jahren eingeschult worden und habe die Realschule mit der mittleren Reife beendet. Sie sei in der Grundschule und später in der Realschule einmal durchgefallen, weil sie keine Lust auf Schule gehabt habe.❷ Die anderen hätten auch wenig gelernt und da wäre sie die Letzte gewesen, die zu Hause gesessen und gelernt hätte, wenn die anderen Spaß haben.❷ Als sie durchgefallen sei, sei sie erst einmal ziemlich schlecht drauf gewesen, habe sich zurückgezogen und geweint, weil sie sich so geschämt habe.❸ Sie habe sich dafür entwertet, dass sie es hätte wissen müssen, dass sie mehr lernen müsse, um nicht durchzufallen. Wer denselben Fehler wieder macht, ist dumm, unreif und taugt nichts.❸ Nach der Schule habe sie eine Ausbildung zur Bürokauffrau absolviert und in diesem Beruf bis zur Geburt der Kinder gearbeitet. Seit einem Jahr arbeite sie wieder halbtags als Sekretärin. Sie habe Kolleginnen, die sie nicht mögen und ihr vorwerfen würden, nur das Nötigste zu machen und immer als erste zu gehen. Sie verstehe das nicht, da sie doch nur ihre Freizeit nehme.❹ Sie habe sich die Arbeit anders vorgestellt, so wie früher mit regelmäßigen Pausen und der Möglichkeit, sich zwischendurch zu unterhalten. Dann würde sie nicht so kaputt von der Arbeit nach Hause kommen.

Sexuelle Entwicklung und körperliche Entwicklung. Unauffällig

Psychosoziale Entwicklung/Partnerschaften. Die Klientin sei sozial gut eingebunden gewesen. Sie habe drei enge Freundinnen gehabt, mit denen sie sich gut verstanden habe. Diese seien sehr verständnisvoll gewesen und immer für sie da.⓿ Zerbrochen seien die Freundschaften, als die Freundinnen ihren ersten Freund gehabt hätten und dann weniger Zeit mit ihr verbringen wollten. Sie habe sich daraufhin zurückgezogen.❺ Sie habe ebenfalls einige Partnerschaften gehabt, die jedoch nie lange gehalten hätten. Einige Partner hätten sich getrennt, weil sie so wenige Ideen für Unternehmungen gehabt und immer nur danach geschaut habe, ihre eigenen Bedürfnisse zu befriedigen. Sie habe sich im Nachhinein für ihr Verhalten geschämt.❸ Ihren Mann habe sie mit 25 Jahren kennengelernt und sei dann mit ihm ein Jahr gereist. Heirat mit 29 Jahren. Bis zur Geburt der Kinder hätten sich beide ganz gut verstanden, da beide die gleichen Interessen gehabt hätten. Nach der Geburt der Kinder habe sie anfangs nicht gearbeitet, sich um die Kinder und den Haushalt gekümmert. Sie sei zunehmend unzufriedener gewesen, da sie kaum noch Zeit für sich gehabt hätte, was ihr aber sehr wichtig sei.❻ Ihr Mann sei den ganzen Tag arbeiten gewesen und habe zu Hause nichts mehr gemacht, weshalb sie ihn oft angemeckert habe. Im Nachhinein habe sie sich wieder über sich geärgert, weil sie sich so blöd und unreif verhalten habe.❸ Zudem sei sie mit der Kindererziehung überfordert. Ständig müsse sie den Kindern hinterherräumen und gehorchen würden sie auch nicht. Sie versuche dann, streng zu sein, was ihr aber auf Dauer zu anstrengend sei.❼ Sie gebe dann lieber nach.❼ Sie finde das jedoch ziemlich blöd von sich, da sie durch ihre Inkonsequenz nicht wie eine gute Mutter handle.❸ Ihr Mann würde sich nicht genügend bemühen, auf sie einzugehen und sie zu entlasten.❼ Aus Erzählungen anderer Eltern und von ihren Eltern habe sie schon gehört, dass Kindererziehung und Arbeit einem Verzichtbereitschaft abfordert und das Frauen, die nur auf sich achten und die Kinder anschreien, keine guten Mütter sind. Ihre Eltern kamen schon oft vorbei, um zu helfen, und sagten dann auch, dass sie nicht verstehen könnten, weshalb sie ständig so unzufrieden sei.❽ Sie finde das ziemlich blöd von sich, da sie alles besser im Griff haben sollte.❸ Sie tauge als Frau und Mutter nichts.❸ Es sei hoffnungslos, sie mache alles falsch. Als ob es schon nicht schlimm genug wäre, mache sie sich auch noch runter, was keine Probleme löse. Wer aus seinen Problemen nichts lerne, sich stattdessen entwertet, werde nie erfolgreich sein und etwas taugen.❾

Krankheitsanamnese. FIP(B) seit der Kindheit. SWP über das FIP(B) seit der Schulzeit und Selbstwertproblem über dem SWP seitdem sie Mutter ist. Die Klientin berichtet von Phasen mit depressiver Stimmungslage, seitdem sie ihr hierarchisches SWP hat. Die Symptome seien jedoch nie so ausgeprägt gewesen wie dieses Mal.

Anmerkungen:

⓿ Hinweis auf das FIP(B) begünstigende Bezugspersonenverhalten

❶ Hinweis auf das FIP(B) begünstigende Elternverhalten

❷ Hinweis auf FIP(B), da die K hier kurzfristig hedonistisch orientiert ist

❸ Hinweis auf ein hierarchisches SWP, da sich die K für ihr eigenes FIP(B)-Verhalten abwertet

❹ Hinweis auf ein FIP(B): K erwartet, dass der Job nicht anstrengend und lästig ist, um stressfrei zu sein

❺ Dysfunktionale Bewältigungsstrategie, unklar, ob im Rahmen des FIP(B) oder der SWP

❻ Indiz für ein FIP(B), wenn die K hier fordert, dass sie keinen Verzicht haben will. Prüfen, ob sie sich aufgrund hoher Ansprüche an sich als Mutter sehr viel um die Kinder kümmert und deswegen kaum Zeit für eigene Bedürfnisse hat.

❼ Hinweis auf das FIP(B)

❽ Hinweis auf die das hierarchische Problem begünstigenden Ansichten von Bezugspersonen

❾ Hinweis auf ein SWP der dritten Ebene, die K entwertet sich dafür, dass sie sich ein SWP auf der zweiten Ebene macht.

Problem- und Verhaltensanalyse

Makroanalyse. Die Klientin wächst im Elternhaus mit einer überfürsorglichen, inkonsequenten Erziehung durch die Eltern auf. Sie lernt nicht ausreichend, selbständig für sich zu sorgen, sondern dass andere für ihre Bedürfnisbefriedigung zuständig sind.

Mit der Haltung „das Leben muss Spaß machen, es darf keinen Verzicht geben" und aufgrund der selbstgewählten Abhängigkeit von anderen entwickelt sie nur geringe Selbstwirksamkeit sowie mangelndes Selbstvertrauen in eigene Fähigkeiten. Sie stellt Ansprüche an ihre Umgebung (z. B. privat: „Mein Mann sollte mir helfen, wenn ich das brauche", „Mein Kind sollte schon beim ersten Mal machen, was ich sage, damit ich nicht alles wiederholen muss, weil mich das anstrengt". Im Beruf: „Die Arbeit sollte nicht so stressig sein."). Wird ihr etwas zu anstrengend, schiebt sie es auf oder lässt es ganz und hofft, dass andere das für sie übernehmen.

Die Klientin koppelt bereits während der Schulzeit, vermutlich durch soziale Vergleichsprozesse, ihren Selbstwert an Leistung. Verhält sie sich nicht entsprechend ihren Leistungsmaßstäben, entwertet sie sich. Durch die Wiederaufnahme der Berufstätigkeit, die älter werdenden Kinder und die als unbefriedigend erlebte Beziehung wird die Klientin mit unerwünschten Situationen konfrontiert und sie reagiert aufgrund ihres FIP(B) zunehmend frustriert. Dies wiederum nimmt sie zum Anlass, sich auch dafür abzuwerten und erlebt dadurch noch weniger angenehme Gefühle. Da sie dies schon lange bei sich kennt, jedoch bislang noch nichts dagegen unternommen hat, entspricht sie erneut nicht ihrem Leistungsanspruch und nimmt dies zum Anlass, ihre Situation und sich selbst als hoffnungslos zu bewerten, und reagiert depressiv.

Aufrechterhaltende Bedingungen und Funktionalität des FIP(B)

- **Intrapsychisch:** Zufriedenheit und Maximieren des Lustgewinns, wenn die Klientin Aufgaben nicht übernimmt oder Anstrengung vermeidet.
- **Interindividuell:** Andere übernehmen diese Aufgaben und entlasten sie.

Aufrechterhaltende Bedingungen und Funktionalität der SWP auf der zweiten Ebene

- Ein Bearbeiten des primären FIP(B) ist aufgrund dessen Nicht-Akzeptanz noch nicht möglich.
- **Intrapsychisch:** Durch Bestimmen eines Wertes kann sich die Klientin durchaus auch als wertvoll ansehen und damit Zufriedenheit oder Freude erleben. Sie hat durch die Definition des Maßstabs „Beliebtheit aufgrund von Leistung" eine Orientierung, was sie tun kann, um wertvoll zu sein. Durch die unterstellte Aussichtslosigkeit im Rahmen der depressiven Symptomatik kann sie Anforderungen vermeiden, die zu einem Selbstwertverlust führen könnten.
- **Interindividuell:** Durch ihr angepasstes, leistungsorientiertes Verhalten vermeidet die Klientin Ablehnung durch andere und erhält manchmal auch Zuspruch, worüber sie sich dann selbst aufwerten kann und Zufriedenheit erlebt. Durch die

depressive Symptomatik bekommt sie Zuwendung und Unterstützung von anderen, andere nehmen ihr Aufgaben ab. einfüge: Durch die depressive Symptomatik hat die Klientin auch interindividuell einen Grund anderen gegenüber, weshalb sie gerade nicht leistungsfähig ist. Sie vermeidet damit, dass andere Leistungserwartungen an sie stellen und sie ggf. für mangelnde Leistung ablehnen, was wiederum für sie persönliches Versagen bedeuten würde und damit einen Selbstwertverlust.

Aufrechterhaltende Bedingungen und Funktionalität der Selbstwertproblematik auf der dritten Ebene

Intrapsychisch und interindividuell wie auf Ebene 2. Aufgrund des SWP auf der tertiären Ebene wird die Bearbeitung des SWP auf der darunter liegenden Ebene verhindert.

Mikroanalyse (1): Ein typisches Beispiel für das FIP(B)

S: Ich stehe im Kinderzimmer.

O: Keine Hinweise auf biologische Ursachen des Problems.

$R_{kognitiv}$:

$K_{Perspektive}$: Mein Kind hat mal wieder nicht gemacht, was ich wollte. Ich will doch auch meine Freizeit genießen können und mich einmal um mich kümmern.

$K_{Schlüsse}$: Ich hätte es verdient, mich jetzt auszuruhen.

$K_{Bewerten}$: Wie blöd!

$K_{Strategie}$: Mache nur, wozu du Lust hast!

$R_{emotional}$: Unzufriedenheit (Ärger 2/10)

$R_{physiologisch}$: leichte Anspannung

$R_{motorisch}$: Ich sage zu meinem Mann: „Kannst du dich nicht darum kümmern, ich bin so kaputt."

K: intermittierend

$C_{kurzfristig}$: Ärger- und damit Anspannungsreduktion (negative Verstärkung)

$C_{langfristig}$: Aufrechterhalten und sukzessives Verstärken von Unzufriedenheit sowie langfristig Niedergeschlagenheit

Mikroanalyse (2): Ein typisches Beispiel für das Selbstwertproblem auf der zweiten Ebene

S: Ich stehe in der Küche.

O: Keine Hinweise auf biologische Ursachen des Problems.

$R_{kognitiv}$:

$K_{Perspektive}$: Schon wieder habe ich mich aus Bequemlichkeit nicht um meine Tochter gekümmert, als sie nicht gemacht hat, was ich will. Eine schlechte Mutter ist nichts wert.

$K_{Schlüsse}$: Weil ich zu bequem bin, um mich um mein Kind zu kümmern, bin ich eine schlechte Mutter und nichts wert.

$K_{Bewerten}$: Das ist furchtbar.

$K_{Strategie}$: Gib auf, wenn etwas zu schwer für dich ist!

$R_{emotional}$: Trauer (8/10)

$R_{physiologisch}$: innere Anspannung und Unruhe, Herzklopfen, flaues Gefühl im Magen

$R_{motorisch}$: Ich stehe in der Küche.

K: kontinuierlich

$C_{kurzfristig}$: Durch das pauschale Selbstentwerten und die präferierte Coping-Strategie hat die Klientin eine Begründung, weshalb sie nun nicht aktiv werden muss und weitere Anstrengung vermeiden kann (negative Verstärkung).

$C_{langfristig}$: Aufrechterhalten und sukzessives Verstärken von Trauer, da die dysfunktionale Verknüpfung zwischen Selbstwert und Leistung bestehen bleibt.

Mikroanalyse (3): Ein typisches Beispiel für das Selbstwertproblem auf der dritten Ebene

S: Ich liege im Bett.

O: Keine Hinweise auf biologische Ursachen des Problems.

$R_{kognitiv}$:

$K_{Perspektive}$: Jetzt habe ich wegen meines Vermeidungsverhaltens auch noch ein Selbstwertproblem. Wer in meinem Alter noch so etwas hat, taugt nichts!

$K_{Schlüsse}$: Weil ich so total verkorkst bin, tauge ich nichts.

$K_{Bewerten}$: Es ist hoffnungslos.

$K_{Strategie}$: Lass sein, was du nicht gut kannst!

$R_{emotional}$: Niedergeschlagenheit 6

$R_{physiologisch}$: Körperschwere, Antriebsminderung, Weinen

$R_{motorisch}$: Ich liege im Bett.

K: kontinuierlich

$C_{kurzfristig}$: Die K muss sich durch die Annahme von Ausweglosigkeit und Unveränderbarkeit nicht mit Anforderungen konfrontieren (negative Verstärkung).

$C_{langfristig}$: Aufrechterhalten und sukzessives Verstärken von Niedergeschlagenheit, da die K so keinen Sinn im Bearbeiten ihres SWP sieht und damit nicht veränderungsmotiviert ist.

5. Diagnose

- FIP(B) mit F98.9 ICD-10 (nicht näher bezeichnete Verhaltens- oder emotionale Störungen mit Beginn in der Kindheit und Jugend)
- Sekundäres Selbstwertproblem mit F33.1 ICD-10 (rezidivierende depressive Störung, ggw. mittelgradige Episode)
- Tertiäres Selbstwertproblem mit F33.1 ICD-10 (rezidivierende depressive Störung, ggw. mittelgradige Episode)

6. Behandlungsplan und Prognose

Mit der Klientin vereinbarte Therapieziele:

1. Abbau des SWP auf der dritten Ebene, dadurch Abbau der depressiven Symptomatik
2. Abbau des SWP auf der zweiten Ebene, dadurch Abbau der depressiven Symptomatik
3. Abbau des FIP(B), dazu auch kurz- und langfristige Lebensziele klären und damit Abbau der unerwünschten Konsequenzen des FIP(B)-Verhaltens

Behandlungsplan. Zunächst wird mit einer Kurzzeittherapie begonnen, um zu prüfen, wie stark die Änderungsbereitschaft der Klientin ist. Begonnen wird zunächst mit dem tertiären SWP, danach folgt das sekundäre SWP und schließlich das FIP(B).

Therapie des SWP auf der dritten Ebene durch Akzeptanz des Ist-Zustandes und Entkoppeln der Verknüpfung von Selbstwert und Leistung:

1) Einführen in das kognitive Modell der Emotionsentstehung und -steuerung
2) Herausarbeiten des eigenen Selbstwertkonzepts („Wer in meinem Alter noch so reagiert, taugt nichts!") und seiner Konsequenzen
3) Prüfen des Selbstwertkonzepts auf Angemessenheit mittels Disputtechniken und Sokratischem Dialog (Thema: „Was ist das: ein wertvoller Mensch?")
4) Aufbau eines vielschichtigen Selbstwertkonzepts (z. B. Selbstbild) ohne pauschales Selbstbeurteilen
5) Training des neuen Konzepts
   - auf theoretischer Ebene (eine Übungsleiter mit Situationen erstellen lassen, in denen die Klientin aus ihrer Sicht etwas falsch macht und dann durch Erarbeiten funktionaler Denkmuster übt, sich dafür nicht pauschal abzuwerten. Anschließend dazu SAE-Modelle erstellen lassen,
   - auf imaginativer Ebene (Drehbücher für Problemsituationen erstellen lassen

und Vorstellungsübungen dazu durchführen) und
- durch In-vivo-Üben in den Situationen, die zuvor auf der Vorstellungsebene zielführend bewältigt wurden

Therapie des SWP auf der zweiten Ebene durch Akzeptanz des Ist-Zustandes sowie durch Entkoppeln der Verknüpfung von Selbstwert und Leistung:

6) falls noch notwendig wie (2)
7) falls noch notwendig wie (3)
8) falls noch notwendig wie (4)
9) Training des neuen Konzepts wie (5)

Therapie des primären FIP(B) nach folgendem Behandlungsplan:

10) Herausarbeiten der Ursachen und der Konsequenzen des FIP(B), Herausarbeiten der eigenen Intoleranzen („Ich will mich nicht anstrengen müssen, nicht verzichten müssen!") anhand des SKR-Modells
11) Prüfen der Erwartungen und Forderungen sowie der emotionalen Reaktionen auf Angemessenheit mittels Disputtechniken
12) Lebenszielanalyse und -planung sowie Aufbau neuer, adäquater Ziele; die aktuellen Aktivitäten durch Wochenpläne erheben; klären, was die Klientin leisten will und schrittweise umsetzen kann; Aktivitätenplan erstellen lassen
13) Aufbau von Akzeptanz hinsichtlich notwendiger Kosten für die gesetzten Ziele
14) Training des neuen Konzepts wie (5)

Prognose. Die Prognose ist aufgrund der langjährigen Frustrationsintoleranz der Klientin eher ungünstig. Aufgrund des hohen Leidensdrucks sowie der bisherigen Mitarbeit wird zunächst eine Probetherapie (Kurzzeittherapie: 12 Einzelsitzungen á 50 Min.) zur Therapie der Selbstwertproblematik auf der dritten Ebene und zum weiteren Überprüfen der Veränderungsmotivation begonnen. Sollte diese erfolgreich verlaufen, wird aufgrund der Problempersistenz und der inzwischen gut gebahnten dysfunktionalen Konzepte ein Umstellen auf Langzeittherapie notwendig sein.

7.2.2 *Ein SWP mit einem sekundären ExP und einem tertiären SWP*

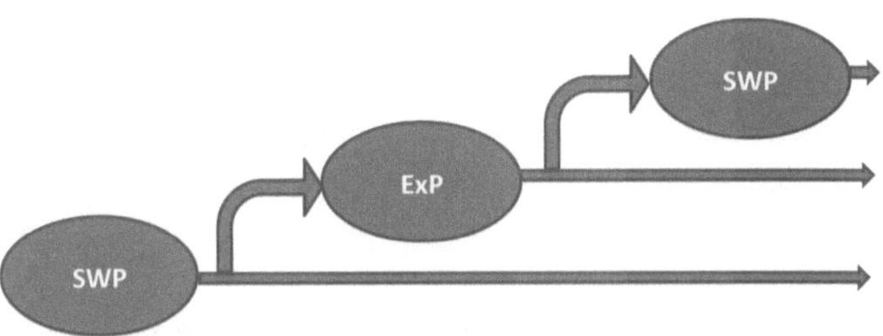

Abbildung 7.4: *Ein SWP mit einem sekundären ExP und einem tertiären SWP*

Fallbeispiel: Herr M

1. Relevante soziodemographische Variablen

45-jähriger Klient, Elektriker, aktuell überwiegend in der Projektplanung in Vollzeit tätig, seit 20 Jahren verheiratet, Ehefrau, 43 Jahre, kaufmännische Angestellte, zwei Kinder (Tochter 14 J., Sohn 11 J.)

2. Symptomatik und psychischer Befund

Der Klient kommt auf eigene Initiative zur Psychotherapie. Er berichtet, dass er unter Ängsten leide, unter Unruhe und Herzrasen, Kribbeln, Atembeschwerden, Schwindel, Sehstörungen.⓿ Seit circa acht Jahren leide er darunter und sei von Arzt zu Arzt gelaufen.❶ „Mein Herz ist okay, meine Schilddrüse auch." Er habe zwar leichten Bluthochdruck, der aber nicht behandlungsbedürftig sei.❷ Wenn er die Körpersymptome wahrnehme, befürchte er, in Ohnmacht zu fallen und zu sterben.❸

Mittlerweile beobachte er seinen Körper aufmerksamer.❹ Er sitze in Konzerten nur noch an Plätzen, wo er schnell flüchten könne und vermeide Menschenansammlungen.❹ Seit einem halben Jahr nähmen die Angstattacken zu. Er habe drei Attacken in den letzten sechs Wochen erlebt❺ und sich auch von zu Hause und vom Arbeitsplatz mit einem Notarztwagen abholen lassen, als er befürchtete, gleich an einem Herzinfarkt zu sterben.❸❹

Im Job versuche er, nur im Büro zu arbeiten, seitdem er sich von einer Baustelle mit dem Notarzt habe abholen lassen. Dies sei ihm vor den Kollegen sehr peinlich gewesen.❻ Weil er nicht möchte, dass ihm das noch einmal passiere, bleibe er lieber gleich im Büro, wo er sich sicherer vorkomme.❹ Nach den ganzen Untersuchungen ohne Befund und mit zunehmendem Leidensdruck wolle er nun eine psychische Ursache prüfen.❼

Anmerkungen:

⓿ Körpersymptome der Angst, Ursache unklar (s. Dialogbeispiel 1)
❶ Hinweis auf bisher medizinisch ausgerichtetes Krankheitsmodell
❷ unklar, ob dieses Körpersymptom genetisch bedingt oder Folge der Angstsymptomatik ist
❸ Indiz für eine existentielle Problematik
❹ Sicherheitsverhalten und Vermeidungsverhalten zur Angstregulierung, Problemursache unklar (s. Dialogbeispiel 2)
❺ Zunahme der Angst, Ursache unklar (s. Dialogbeispiel 3)
❻ Hinweis auf ein hierarchisches SWP
❼ Indiz für Veränderungsmotivation

Dialogbeispiel 1: Prüfen auf ein ExP (zweite Ebene)

	Dialog:	**Kommentar:**
T:	*Herr M, Sie sagten, dass Sie unter Ängsten leiden. Wann genau ängstigen Sie sich?*	Explorationsfrage
K:	*Das habe ich schon an einigen Orten getan. Zum Beispiel im Kino, am Arbeitsplatz, allein zu Hause.*	
T:	*Was haben Sie denn befürchtet?*	T erfragt das $K_{Schlüsse}$ eines Angstgedankens
K:	*Na, dass ich an einem Herzinfarkt sterben könnte.*	
T:	*Wie kommen Sie darauf?*	T erfragt $K_{Perspektive}$
K:	*Meine Mutter und mein Vater waren herzkrank.*	
T:	*Und weshalb befürchten Sie das, wo doch die Ärzte mehrfach keinen Befund fanden?*	wie zuvor
K:	*Wenn ich mein Herz so komisch spüre, kann ich ja nicht sicher sein, dass es nun nicht auch soweit ist. Wenn ich nicht rechtzeitig Hilfe bekomme, kann ich auch an einem Herzinfarkt sterben.*	Bestätigung des ExP

Dialogbeispiel 2: Erarbeiten der Ursache für das Sicherheits- und Vermeidungsverhalten

Dialog:		Kommentar:
T:	*Sie sagen, dass Sie Ihren Körper aufmerksamer beobachten. Wozu das?*	T erfragt die Funktionalität
K:	*Ich muss aufpassen, dass ich mich nicht überlaste und Veränderungen rechtzeitig wahrnehme.*	
T:	*Wozu ist das wichtig?*	
K:	*Einmal, damit ich mein Herz schone, denn eine Überlastung ist gefährlich und man kann daran sterben.*	Bestätigung des ExP
T:	*Und weshalb noch?*	T erfragt die Funktionalität
K:	*Damit ich mir rechtzeitig Hilfe holen kann und andere nicht wieder sehen, dass ich solche Angst habe.*	
T:	*Weil das dann was bedeutet?*	T erfragt $K_{Perspektive}$ des übergeordneten Problems
K:	*Das die mich für einen Schwächling halten könnten*	
T:	*Und wie würden Sie das finden?*	T erfragt die Bewertung
K:	*Peinlich.*	
T:	*Was wäre Ihnen peinlich?*	T erfragt $K_{Schlüsse}$ des hierarchischen SWP. Maßstab: Anerkennung
K:	*Wer für einen Schwächling gehalten wird, wird nicht anerkannt und ist weniger wert.*	

Dialogbeispiel 3: Erarbeiten der Selbstwertproblematik (erste Ebene)

Dialog:		Kommentar:
T:	*Sie sagten, dass Sie sich in der letzten Zeit immer öfter ängstigen. Worüber?*	Explorationsfrage
K:	*Weil ich immer mehr Körpersymptome wahrnehme und denke, dass dies Anzeichen für einen Herzinfarkt sind.*	Hinweis auf ein ExP
T:	*Weshalb haben Sie immer mehr Körpersymptome?*	T erfragt das Erklärungsmodell des K

K:	*Tja, ich weiß es auch nicht. Die Ärzte sagten, dass es stressbedingt sei.*	wie zuvor
T:	*Und was glauben Sie?*	wie zuvor
K:	*Ich glaube mittlerweile auch, dass da was dran sein kann, aber ich kann es mir nicht erklären.*	
T:	*Gab es denn z. B. im letzten halben Jahr etwas, das Sie als besonders belastend empfunden haben?*	Explorationsfrage
K:	*Ja, im Job habe ich schwierigere Aufgaben bekommen, wo ich mich unter Druck gesetzt habe.*	
T:	*Wie das?*	Explorationsfrage
K:	*Ich wollte meinem Chef und mir zeigen, dass ich das kann.*	
T:	*Wozu war Ihnen das wichtig?*	T erfragt die Funktionalität
K:	*Um nicht als Versager dazustehen.*	
T:	*Was hätte das bedeutet?*	T erfragt $K_{Schlüsse}$
K:	*Dann hätte ich an Wert verloren.*	Bestätigung der primären SWP

Auffälligkeiten in der Kontaktaufnahme. Der Klient zeigt sich im therapeutischen Kontakt zugewandt, antwortet auf Nachfragen manchmal zögerlich. Bei den Beschwerdeschilderungen wird Leidensdruck deutlich spürbar.

Psychischer Befund. Der Klient ist in allen Qualitäten orientiert. Es gibt keine Hinweise auf formale oder inhaltliche Denk-, Wahrnehmungs-, mnestische Störungen, auf aktuellen Substanzmittelmissbrauch, -abhängigkeit oder aktuelle Suizidalität. Die Stimmung ist überwiegend ängstlich. Der Antrieb ist wegen der existentiellen Angst eingeschränkt, durch die Angst vor Selbstwertverlust gesteigert.

Der Klient hat noch kein bio-psycho-soziales Krankheitsverständnis.

3. Somatischer Befund und Konsiliarbericht

Siehe beiliegenden Konsiliarbericht.

4. Behandlungsrelevante Angaben zur Lebensgeschichte (ggf. auch zur Lebensgeschichte der Bezugspersonen), zur Krankheitsanamnese, zum funktionalen Bedingungsmodell (VT)

Familiäre Entwicklung. Der Vater, 80 Jahre, habe als kaufmännischer Angestellter gearbeitet. Die Mutter, vor zwei Jahren mit 73 Jahren verstorben, habe als Bäckereifachverkäuferin gearbeitet. Der Klient habe zwei Geschwister (Bruder +3, Schwester –4). Die Familienatmosphäre sei hektisch gewesen, da die Eltern sich wenig Zeit für die Kinder genommen und stattdessen ständig zu tun gehabt hätten,⓿ die Mutter im Haushalt, der Vater im Job. Der Vater habe sich über Vieles aufgeregt, sei jedoch Konfrontationen aus dem Weg gegangen.❶ Er habe das mehr in sich hineingefressen.❶ Die Mutter habe das Sagen gehabt und Wert auf Ordnung, Fleiß und Sauberkeit gelegt.❷ Sie habe geschrien und sei genervt gewesen, wenn nicht alle nach ihren Wünschen funktioniert hätten.

Der Klient habe sich häufig als nicht gut genug erlebt, obwohl er sich angepasst und getan habe, was Mutter wollte.❸ Die Geschwister hätten das nicht getan. Der Bruder habe gemacht, was er wollte, die Schwester sei von den Eltern verwöhnt und bevorzugt worden.

Als er Jugendlicher gewesen sei, habe die Mutter einen Bypass bekommen.❹ Vor circa zehn Jahren hätten beim Vater Herzprobleme begonnen, er habe einen Stant bekommen und vor zwei Jahren einen Herzschrittmacher.❹ Die Mutter sei vor zwei Jahren am Herzinfarkt verstorben.❺

Schule/Beruf. Mit sechs Jahren eingeschult, sei der Klient mit den Lernanforderungen nicht zurechtgekommen, deswegen zurück in den Vorschulkindergarten gegangen und mit sieben Jahren erneut eingeschult worden. Seiner Mutter und ihm sei das peinlich gewesen.❸ Sie habe ihre Meinung von ihm als „dumm“ bestätigt gesehen und sich vor anderen geschämt, weil er die Schulleistungen nicht erbracht habe.❷ Er habe sich geschämt, weil er ihren Ansprüchen und denen der Lehrer*innen nicht genügt habe und sich als minderwertig gesehen.❸

Nach der Grundschule habe er die Hauptschule mit der zehnten Klasse beendet. Danach habe er eine Ausbildung zum Elektriker absolviert. Über Kontakte des Vaters, der bei einem Energiekonzern gearbeitet habe, habe er dort ebenfalls einen Job bekommen. Seit circa acht Jahren arbeite er überwiegend in der Projektplanung, obwohl er in diesem Bereich nur als Springer hätte arbeiten sollen und sonst mehr im praktischen Bereich. Da er ehrgeizig sei, die an ihn gestellten Anforderungen zu erfüllen, setze er sich sehr unter Druck.❸ Er befürchte seitdem vermehrt, Fehler zu machen, die Erwartungen des Chefs nicht zu erfüllen und zu versagen.❸ Seit einem halben Jahr habe der Chef ihm immer wieder schwierige Projekte übertragen, die er anderen Kolleg*innen nicht zutraue. Der Klient wolle nun unbedingt erfolgreich sein, um sich als wertvollen Mitarbeiter sehen zu können.❸ Er bemerke seitdem vermehrt Körpersymptome und befürchte, deswegen herzkrank zu sein oder die Kontrolle über seinen Körper zu verlieren und sich dann bei einer Ohnmacht so zu verletzen, dass er sterben muss.❻ Er sei froh, wenn er nicht auf eine Baustelle müsse, sondern im Büro arbeiten könne, da er so schneller unbeobachtet nach Hause käme, wenn es ihm schlecht geht.⓫Wenn seine Kollegen mitbekämen, dass er sich in seinem Alter so ängstige, würden sie ihn auslachen, nicht mehr ernst nehmen und ablehnen. Dann wäre er weniger wert.⓬

Sexuelle Entwicklung und körperliche Entwicklung. Unauffällig

Psychosoziale Entwicklung/Partnerschaften. Der Klient sei bis heute sozial gut eingebunden. Er habe sich in Freundschaften bemüht, sich angepasst, sei immer für Freunde und Kumpel da gewesen.❼ Vor seiner Frau habe er keine Beziehungen gehabt, da er schüchtern sei und befürchtet habe, nicht gut genug und weniger wert zu sein.❸ Seine Frau (43 J., kaufmännische Angestellte) sei die Schwester eines Freundes, weshalb er sie auch leichter kennengelernt habe.❸ Die Ehe verlaufe aktuell wegen vorhandener Schulprobleme des Sohns nicht so gut. Letztes Jahr habe es eine Ehekrise gegeben, da seine Frau ihm vorgeworfen habe, er würde sich zu wenig um die familiären Belange kümmern und sein Rückzugs- und Vermeidungsverhalten würde das Familienleben beeinträchtigen.❽

Krankheitsanamnese. Vor circa acht Jahren habe der Klient seine erste Panikattacke erlebt. Er sei beim Dart-Spielen in einer Gruppe unbekannter Personen gewesen und habe Körpersymptome wie kribbeln, Herzklopfen und innere Unruhe wahrgenommen❾ und befürchtet, dass er Herzprobleme habe.❻ Er habe sich in Folge dreimal vom Notarzt ins Krankenhaus fahren lassen, aber es sei nichts festgestellt worden.❻ Er sei dann monatelang ohne Befund von Arzt zu Arzt gelaufen.❿ Sein Herz sei okay, die Schilddrüse auch.

Anmerkungen:

⓿ Eltern fungieren als leistungsorientierte Modelle
❶ Vater dient als Modell für Vermeidungsverhalten
❷ Mutter dient als Leistung forderndes Modell
❸ Indiz für ein SWP
❹ Hinweis auf eine organische Anlage für Herzerkrankungen
❺ unklar, ob der Klient einen Zusammenhang zu seinen Ängsten herstellt
❻ Indiz für ein hierarchisches ExP
❼ Sozialverhalten aufgrund des SWP, vermutlich, um Ablehnung zu vermeiden
❽ Rückzugs- und Vermeidungsverhalten, Ursache unklar (es könnte im Rahmen des

SWP zum Vermeiden von Angst vor Ablehnung dienen oder im Rahmen des ExP zum Vermeiden von Todesangst)

❾ Ursache der starken Angstreaktion unklar

❿ Sicherheitsverhalten zur Angstreduktion

⓫ Fluchtverhalten, Ursache unklar

⓬ Indiz für ein hierarchisches SWP wegen der Reaktionen im sekundären ExP

Problemanalyse

Makroanalyse. Der Klient wächst in einer Familie mit leistungsorientierten Elternmodellen auf. Er lernt vor allem über die Mutter, dass er Anerkennung und Zuwendung bekommt, wenn er sich anpasst und etwas leistet. Mit seinem passiven, angepassten Verhalten ist der Vater dafür ein Modell. Der Klient knüpft seinen Wert an Anerkennung und Beliebtheit aufgrund von Leistung. Gestiegene berufliche Anforderungen und Eheprobleme führen bei der dysfunktionalen Einstellung „Ich muss alles gut und zur Zufriedenheit anderer bewältigen, sonst bin ich ein Versager und nichts wert" zu erhöhter innerer Anspannung. Durch Mehrarbeit versucht der Klient gestiegenen Anforderungen gerecht zu werden, um einen Selbstwertverlust zu verhindern. Kurzfristig erlebt er so Angst- und Anspannungsreduktion ($\not{C}^{-}$). Langfristig aufrechterhalten und sukzessive verstärkt wird die sozialphobische Symptomatik, weil er weiterhin seinen Wert an Anerkennung und Beliebtheit aufgrund von Leistung koppelt. Die in problematischen Situationen auftretenden Körpersymptome seiner Anspannung interpretiert er als Anzeichen einer Herzerkrankung und als Todesgefahr. Dies verstärkt die Körpersymptome und er sucht Hilfe im medizinischen Versorgungssystem. Er vermeidet nun Situationen, in denen er Panikattacken hatte oder in denen ihn nicht schnell genug Hilfe erreichen kann. Kurzfristig erreicht er dadurch eine Angst- und Anspannungsreduktion ($\not{C}^{-}$). Langfristig aufrechterhalten und sukzessive verstärkt werden die Symptome bisher durch das Fehlbewerten der Körpersymptome, dem Anzweifeln der Arztbefunde, dem unrealistischen Fordern nach Sicherheit und damit verbundenem Vermeidungsverhalten. Das Bearbeiten des primären SWP ist erst möglich, wenn der Klient gelernt hat, die Körpersymptome als Folge seines SWP zu erkennen. Über die Folgen seiner Angstsymptomatik entwickelt er ein sekundäres SWP und zeigt noch mehr Rückzugs- und Vermeidungsverhalten in Situationen, in denen andere ihn wegen seiner Angst abwerten könnten. Kurzfristig kann er dadurch ebenfalls seine Angst und Anspannung reduzieren ($\not{C}^{-}$). Langfristig aufrechterhalten und sukzessive verstärkt wird die Symptomatik durch das dysfunktionale Verknüpfen vom Wert und Beliebtheit. Er erkennt den Zusammenhang zum sekundären ExP nicht und kann sich so nicht adäquat im Rahmen seiner Möglichkeiten verhalten und realistisch einschätzen.

Mikroanalyse (1): Ein typisches Beispiel für das primäre SWP

S: Sonntagabend. Ich sitze allein auf dem Sofa.

O: Atembeschwerden, Schwindel, Sehstörungen, Bluthochdruck

$R_{kognitiv}$:

$K_{Perspektive}$: Ab morgen soll ich meinen Chef vertreten. Nur wer etwas kann wird anerkannt und ist etwas wert.

$K_{Schlüsse}$: Wenn ich die Vertretung nicht gut hinbekomme, werde ich als inkompetent angesehen, nicht anerkannt und wäre weniger wert.

$K_{Bewerten}$: Das wäre schrecklich!

$K_{Strategie}$: Zeig, dass du was kannst, damit du anerkannt und wertvoll bist!

$R_{emotional}$: Angst (Stärke 6/10)

$R_{physiologisch}$: Anspannung, innere Unruhe, Herzklopfen

$R_{motorisch}$: Ich sitze auf dem Sofa und mache den Fernseher an.

K: kontinuierlich

$C_{kurzfristig}$: Ablenkung und damit Angst- und Anspannungsreduktion (negative Verstärkung)

$C_{langfristig}$: Aufrechterhalten und sukzessives Verstärken von Angst, da die dysfunktionale Verknüpfung von Selbstwert und Beliebtheit bestehen bleibt. Der Klient lernt nicht, sich adäquat im Rahmen seiner Möglichkeiten und Ziele zu verhalten und reagiert mit negativer Selbstwahrnehmung und -bewertung.

Mikroanalyse (2): Ein typisches Beispiel für das sekundäre ExP

S: Ich bin auf der Baustelle mit zwei Kollegen.

O: Atembeschwerden, Schwindel, Sehstörungen, Bluthochdruck

$R_{kognitiv}$:

$K_{Perspektive}$: Jetzt fangen meine Arme leicht an zu kribbeln. Das kann ein Erstsymptom für einen Herzinfarkt sein, an dem man sterben kann, wenn man nicht rechtzeitig Hilfe bekommt.

$K_{Schlüsse}$: Wenn ich jetzt nicht Hilfe hole, könnte ich hier an einem Herzinfarkt sterben.

$K_{Bewerten}$: Das wäre schrecklich!

$K_{Strategie}$: Suche Sicherheit durch Kontrolle und Hilfe von Fachleuten.

$R_{emotional}$: Angst (Stärke 8/10)

$R_{physiologisch}$: kribbeln, Taubheitsgefühle in Armen, Beklemmungen im Brustbereich

$R_{motorisch}$: Ich sage zu Klaus: „Du mir geht's nicht gut. Ruf mir mal einen Krankenwagen."

K: kontinuierlich

$C_{kurzfristig}$: verminderte Angst ($\not{C}^-$), Zuwendung durch Kollegen (C^+).

$C_{langfristig}$: Aufrechterhalten und sukzessives Verstärken von Angst, da die Fehlbewertung der Körpersymptome bestehen bleibt und der Klient so nicht lernt, die Symptome als Folge des primären SWP zu erkennen und realistisch einzuschätzen.

Mikroanalyse (3): Ein typisches Beispiel für das tertiäre SWP

S: Ich stehe am Sonntag mit meiner Familie im Freizeitpark an der Schlange für die Geisterbahn.

O: Atembeschwerden, Schwindel, Sehstörungen, Bluthochdruck

$R_{kognitiv}$:

$K_{Perspektive}$: Ist das voll hier! Und wir müssen auch noch Schlange stehen, um da reinzukommen. Nur wer stark ist und alles unter Kontrolle hat wird anerkannt und gemocht und ist etwas wert.

$K_{Schlüsse}$: Wenn ich meine Angst zeige, halten meine Frau und meine Kinder mich für einen Schwächling. Dann hätte ich versagt und wäre weniger wert.

$K_{Bewerten}$: Das wäre peinlich!

$K_{Strategie}$: Zeige Stärke, um Anerkennung zu bekommen und wertvoll zu sein!

$R_{emotional}$: Angst (Stärke 8/10)

$R_{physiologisch}$: Innere Unruhe, Anspannung, Herzklopfen, Wärmeerleben

$R_{motorisch}$: Ich stehe in der Schlange und schaue zum Ausgang.

K: kontinuierlich

$C_{kurzfristig}$: leichte Reduktion von Anspannung durch die Fluchtmöglichkeit (negative Verstärkung)

$C_{langfristig}$: Aufrechterhalten und sukzessives Verstärken von Angst, da das dysfunktionale Verknüpfen von Selbstwert und Beliebtheit bestehen bleibt. Ein Abbau des ExP auf der unteren Ebene ist nicht möglich sein, solange der Klient sich für seine Reaktionen im Rahmen des ExP abwertet.

5. Diagnose

- primäres Selbstwertproblem mit F40.1 ICD-10 (Soziale Phobien)
- sekundäres existentielles Problem mit F40.01 ICD-10 (Agoraphobie mit Panikstörung)
- tertiäres Selbstwertproblem mit F40.1 ICD-10 (Soziale Phobien)

6. Behandlungsplan und Prognose

1. Abbau des tertiären SWP und damit der sozialen Phobien
2. Abbau des sekundären ExP und damit der Agoraphobie mit Panikstörung
3. Abbau des primären SWP und dadurch Abbau der Sozialen Phobien

Behandlungsplan. Es wird mit dem tertiären SWP begonnen, da der Klient sonst nicht bereit wäre, das jeweils tiefer liegende Problem zu bearbeiten.
Therapie des tertiären ExP:

1) Einführen in das kognitive Modell der Emotionsentstehung und -steuerung
2) Herausarbeiten des eigenen Selbstwertkonzepts und seiner Konsequenzen mit Hilfe des SKR-Modells
3) Prüfen des eigenen Selbstwertkonzepts (z. B.: „Nur wer stark ist und alles unter Kontrolle hat wird anerkannt und ist etwas wert.“) auf Angemessenheit mittels Disputtechniken und explikativem Sokratischen Dialog (Thema: „Was ist das: ein wertvoller Mensch?“)
4) Aufbau eines vielschichtigen Selbstwertkonzepts (z. B. Selbstbild) ohne pauschales Selbstbeurteilen
5) Training des neuen Konzepts
   - auf theoretischer Ebene (zunächst eine Übungsleiter mit Situationen erstellen lassen, in denen der Klient sich entwertet, Ablehnung befürchtet oder sich „unbeliebt macht“. Anschließend dazu SAE-Modelle erstellen lassen. Hier: Übungen, in denen der Klient vor anderen Angstreaktionen zeigt
   - auf imaginativer Ebene (Drehbücher für Problemsituationen erstellen lassen und Vorstellungsübungen dazu durchführen) und
   - durch In-vivo-Üben in den Situationen, die zuvor in sensu zielführend bewältigt wurden.

Anschließend Therapie des sekundären ExP:

6) Herausarbeiten der existentiellen Befürchtungen anhand des SKR-Modells
7) Prüfen der Befürchtungen (z. B.: „Ich brauche Sicherheit, jetzt nicht sterben zu müssen!“) auf Angemessenheit mittels Disputtechniken
8) Reattribution der Bedeutung von physiologischer Erregung (erwünschte Anpassungsleistung des Organismus statt Gefahrensignal)

9) Aufbau von Akzeptanz hinsichtlich Unsicherheit, Kontrollunfähigkeit und unausweichlichen Alltagsgefahren mittels Disputtechniken und explikativer Sokratischer Dialoge (Thema: „Was ist das: Sicherheit/Kontrolle?“)
10) Training des neuen Konzepts wie bei (5), hier z. B. mit Übungen, in denen der Klient physiologische Erregung provoziert (z. B. durch körperliche Anstrengung), um ein Reattribuieren der Erregungssymptome zu trainieren.

Anschließend Therapie des primären SWP:

11) Herausarbeiten des eigenen Selbstwertkonzepts, zum Beispiel: „Nur wer alles richtig macht, kompetent ist, wird gemocht und ist was wert“ sowie seiner Konsequenzen mittels SKR-Modellen für die problemrelevanten Situationen
12) falls noch notwendig: wie (3)
13) falls noch notwendig: wie (4)
14) Training des neuen Konzepts wie bei (5). Hier stellt der Klient Übungen auf, in denen er vor anderen etwas falsch macht, ohne sich dafür pauschal abzuwerten.

Prognose. Bisher arbeitet der Klient motiviert mit und zeigt sich reflexions- und introspektionsfähig. Die Einschränkungen seiner Lebensmöglichkeiten durch die bestehende Symptomatik sind ihm bewusst. Er bekundete glaubhaft, daran arbeiten zu wollen. Dies lässt eine hinreichend günstige Prognose zu.

8 Vertikale und horizontale Probleme gemischt

8.1 Drei parallele Probleme, davon zwei mit hierarchischem SWP

Zur Erinnerung: Parallel und hierarchisch angeordnete Probleme sind vielfältig miteinander kombinierbar.

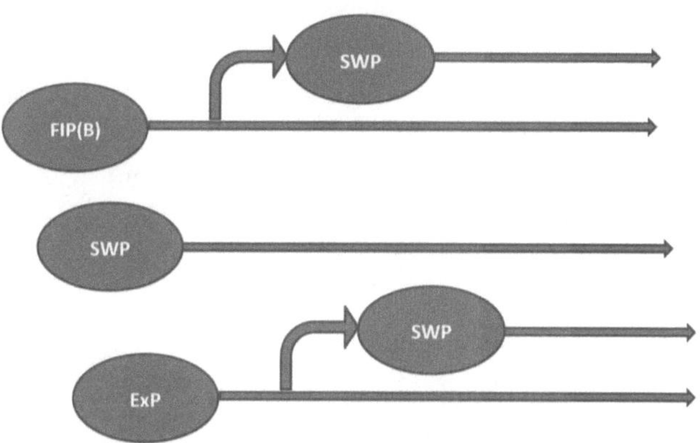

Abbildung 8.1: *Ein FIP(B), SWP und ExP verlaufen parallel, das FIP(B) und ExP mit einem sekundären SWP*

Fallbeispiel: Herr N

1. Relevante soziodemographische Variablen

42-jähriger Klient, in Umschulung zum Programmierer, liiert, keine Kinder

2. Symptomatik und psychischer Befund

Der Klient berichtet im Erstgespräch über Antriebsprobleme, die besonders zu Beginn der Woche extrem stark seien.⓿ Sein Interesse an anderen Menschen oder Dingen sei geringer als sonst, er habe wenig Energie und schaffe weniger.⓿ Er käme häufig zu spät zum Unterricht,❶ habe Konzentrationsprobleme, die Gedanken schweiften ständig ab.❷ Hausaufgaben schiebe er vor sich her, spiele stattdessen lieber am PC, obwohl er wisse, dass er das nicht tun sollte.❶ Seine Stimmung sei deprimiert.❸ „Ich fühle mich so, als wenn ich eine Rolltreppe hochlaufe, die ständig nach unten fährt. Und ich komme nicht von der Stelle." Wenn er etwas tun soll, das er als Pflicht erlebe, verliere er schnell die Motivation.❹ Bisher habe er versucht, Gewohnheiten aufzubauen, wie z. B. regelmäßig die Wohnung zu putzen, es aber nie durchgehalten.❺ Er liege abends im Bett und grüble über sich und sein Verhalten und schäme sich, weil er wegen seiner Aufschieberei und Faulheit ein Versager sei, der nichts auf die Reihe bekomme.❻ Er sehe mutlos in die Zukunft, bewerte sich im Vergleich mit anderen als weniger wertvoll.❼

Seit einem Autounfall vor neun Monaten könne er zudem nicht mehr Auto fahren, was alles noch anstrengender mache, da er nun mit öffentlichen Verkehrsmitteln zum Unterricht fahren müsse.❽ Vor seiner Freundin sei ihm das extrem peinlich, wenn die sich deswegen über ihn lustig mache.❾

Der Hausarzt habe ihn zur Psychiaterin überwiesen, die ihn erst einmal krankgeschrieben und ihm zu einer Psychotherapie geraten habe.❿

Anmerkungen:

⓿ Hinweis auf depressive Symptomatik, Ursache unklar
❶ zielschädliches Verhalten, Ursache unklar
❷ Konzentrationsprobleme, Ursache unklar
❸ deprimierte Stimmung, Ursache unklar (s. Dialogbeispiel 1)
❹ Motivationsproblem, Ursache unklar
❺ Hinweis auf ein FIP(B), s. Dialogbeispiel 2
❻ Hinweis auf hierarchisches SWP aufgrund des FIP(B)
❼ Indiz für ein SWP, unklar, ob hierarchisch oder parallel (s. Dialogbeispiel 3)
❽ Vermeidungsverhalten, Ursache unklar (s. Dialogbeispiel 4)
❾ Indiz für ein hierarchisches SWP aufgrund eines ExP
❿ Therapie- und Veränderungsmotivation des Klienten noch zu klären

Dialogbeispiel 1: Erarbeiten der Symptomursache

Dialog:		Kommentar:
T:	*Worüber sind Sie deprimiert?*	Explorationsfrage
K:	*Weil nichts passiert.*	
T:	*Was sollte denn passieren?*	wie zuvor
K:	*Na, es sollt mal besser werden.*	
T:	*Was genau?*	wie zuvor
K:	*Ich möchte endlich mal vorankommen, ohne mich immer so anstrengen zu müssen. So macht das keinen Spaß.*	K benennt ein FIP(B)-Konzept

Dialogbeispiel 2: Erarbeiten der Symptomursache

Dialog:		Kommentar:
T:	*Woran liegt es, dass Sie bisher Ihre Vorsätze nicht durchgehalten haben?*	T erfragt das Klientenmodell
K:	*Also, ich habe mir immer einen super Plan erstellt und dann drei Wochen alles umgesetzt.*	
T:	*Und dann?*	Explorationsfrage
K:	*Dann habe ich mich lieber ausgeruht, telefoniert oder an den PC gesetzt. So schlimm schien mir das nicht.*	
T:	*Es war Ihnen wichtiger, als sich an Ihren Plan zu halten?*	Explorationsfrage
K:	*In dem Moment schon. … Später fand ich das blöd von mir.*	K beschreibt kurzfristig hedonistisches Verhalten
T:	*Und weshalb haben Sie sich dann nicht wieder an Ihren Plan gehalten?*	
K:	*Ich fand es so anstrengend und mühsam und konnte mich dann nicht mehr überwinden.*	Bestätigung des FIP(B)

Dialogbeispiel (3): Prüfen der Problemhierarchie

	Dialog:	Kommentar:
T:	*Sie sagten, dass Sie sich mit anderen vergleichen und sich weniger wertvoll finden. Wie kommen Sie darauf?*	T prüft, worauf sich die Selbstabwertung bezieht. (Wertet sich K für das FIP[B]-Verhalten ab, ist das SWP hierarchisch. Tut er dies wegen der Umstände, verläuft es parallel.)
K:	*Ich schaffe es nicht, beruflich erfolgreich zu sein, wohne noch zur Miete und kann mir kaum was leisten.*	
T:	*Woran liegt das?*	wie zuvor
K:	*Ich bin einfach nicht gut genug. Andere können das besser.*	Das SWP verläuft parallel*
T:	*Und was bedeutet das für Sie?*	T erfragt $K_{Schlüsse}$
K:	*Weil ich schlechter bin, bin ich nichts wert.*	Verknüpfung von Selbstwert und Leistung
T:	*Wie kommen Sie darauf?*	T erfragt $K_{Perspektive}$
K:	*Mein Vater hat immer gesagt: Kannst Du was, bist Du was! Kannst Du nichts, bist Du nichts!*	K benennt das Selbstwertkonzept des Vaters
T:	*Und das denken Sie auch?*	Explorationsfrage
K:	*Ja.*	Bestätigung des SWP

Dialogbeispiel (4): Erarbeiten der Symptomursache

	Dialog:	Kommentar:
T:	*Weshalb fahren Sie nicht mehr Auto?*	Explorationsfrage
K:	*Ich habe Angst, wieder einen Unfall zu bauen.*	
T:	*Was genau befürchten Sie dann?*	T erfragt $K_{Schlüsse}$
K:	*Beim nächsten Mal könnte es noch schlimmer werden!*	

* Das FIP(B) führt zu Konsequenzen, die K zum Anlass nimmt, sich dafür abzuwerten („Ich tauge nichts, weil ich weniger kann."), d. h. das SWP verläuft zeitlich nachfolgend parallel zum FIP(B). Wäre es hierarchisch angeordnet, hätte sich K für sein FIP(B)-Verhalten abgewertet (z. B.: „Ich tauge nichts, weil ich zu faul bin.").

T:	*Inwiefern?*	wie zuvor
K:	*Ich könnte so schwer verletzt werden, dass ich sterbe*	
T:	*Ja, das wäre denkbar. Aber für wie wahrscheinlich halten Sie das?*	T erfragt $K_{Perspektive}$
K:	*Ja, ich weiß, das ist nicht so wahrscheinlich. Aber es ist mir trotzdem zu riskant. Ich will noch nicht sterben! Ich habe doch noch gar nicht richtig gelebt!*	Bestätigung des ExP-Konzepts

Auffälligkeiten in der Kontaktaufnahme etc. Der Klient zeigt sich unsicher, angepasst und vorsichtig im Kontakt. Sein Blick ist fixierend, seinen Ausführungen ist wegen einer unklaren Ausdrucksweise oft schwer zu folgen.

Psychischer Befund. Der Klient ist in allen Qualitäten orientiert. Es gibt keine Hinweise auf formale oder inhaltliche Denk-, Wahrnehmungs- oder mnestische Störungen, auf Substanzmittelmissbrauch, -abhängigkeit oder aktuelle Suizidalität. Die Stimmung ist überwiegend depressiv oder ängstlich, der Antrieb ist reduziert.

Der Klient hat ein bio-psycho-soziales Krankheitsverständnis.

Ergebnisse psychodiagnostischer Testverfahren. BDI: 27 Pkte. (klinisch relevante Depression)

3. Somatischer Befund

Siehe beiliegenden Konsiliarbericht; Medikation: Citalopram.

4. Behandlungsrelevante Angaben zur Lebensgeschichte (ggf. auch zur Lebensgeschichte der Bezugspersonen), zur Krankheitsanamnese, zum funktionalen Bedingungsmodell (VT)

Familiäre Entwicklung. Der Klient sei zusammen mit seinem Bruder (+5 J.) bei den Eltern aufgewachsen. Sein Vater habe als Anwalt gearbeitet und sei seit zwei Jahren im Ruhestand. Er habe Wert auf Leistung gelegt und halte dem Klienten bis heute seinen Bruder als Beispiel vor, der fleißig und erfolgreich sei.⓿ Seine Mutter habe bis zur Geburt des Bruders als Arzthelferin gearbeitet und sei seitdem Hausfrau. Sie habe den Klienten unterstützt, ihm abgenommen, was sie konnte.❶ Dem Vater habe dies nicht gefallen und beide hätten deswegen gestritten.❷ Die Mutter habe gefordert, „den Kleinen" nicht so zu drangsalieren.❷ Sie habe ihn überall hingefahren, ihm Freizeitaktivitäten ermöglicht.❶ Auch damals habe er sich nicht lange für etwas begeistern können und es sei ihm schnell langweilig oder zu anstrengend gewesen.❸ Die Mutter habe ihn gewähren lassen, der Vater habe ihn als Versager entwertet.❹ Als er seinen ersten PC bekommen habe, habe er mit PC-Spielen begonnen. Das sei eine schöne Ablenkung von lästigen Schulaufgaben gewesen.❸

Schule/Beruf. Der Vater habe ihn als faul und unfähig bezeichnet, weil er sich in der Schule so wenig Mühe gegeben habe.❺ Die Mutter habe ihm immer bei den Hausaufgaben geholfen.❶ Später habe er von Mitschüler*innen vor dem Unterricht die Aufgaben abgeschrieben, weil er dazu keine Lust gehabt habe.❸ Er habe lieber ferngesehen oder am PC gespielt.❸ Vor Klausuren habe er trotz Nachhilfe starke Versagensängste gehabt. Er habe befürchtet, die ohnehin schlechte Meinung seines Vaters erneut zu bestätigen.❻ Das Abitur habe er gerade so geschafft. Danach habe er ein Sabbat-Jahr gemacht, um sich zu erholen.❸ Er habe ohnehin nicht gewusst, was er studieren will. Zwei Studiengänge (Geschichte und Soziologie) habe er dann angefangen, aber beide wieder abgebrochen, da er einerseits Probleme gehabt habe, sich zu organisieren und die Aufgaben immer vor sich her geschoben habe, weil er etwas Besseres vorgehabt habe.❸ Andererseits habe er befürchtet, zu versagen.❻ Seine Mutter habe nicht mehr helfen können und Mitstudierende habe er nicht fragen wollen.❼ Er habe sich dann mit Gelegenheitsjobs etwas finanziert und sonst auf Kosten seiner Eltern, v. a. der Mutter gelebt.❶ Seit zwei Monaten sei er nun in einer Umschulung, was ihn anstrenge. Er zeige wieder die Verhaltensweisen wie im Studium. Er schiebe auf❸ und sorge sich zu versagen, was des Vaters negative Sicht des Sohnes bestätigen würde.❻

Körperliche und sexuelle Entwicklung. Unauffällig. Aktuell keine Lust auf Sex wegen der deprimierten Stimmung.❽

Psychosoziale Entwicklung/Partnerschaften. Der Klient habe sich mit allen in der Schule gut verstanden, sei Konflikten aus dem Weg gegangen. Privat habe er zwei gute Freunde, treffe sie aber selten, da sie sehr beschäftigt seien. Er habe vor der jetzigen Partnerin kurze Affären gehabt. Die Partnerinnen hätten sich von ihm getrennt, weil er so wenig unternehmungsfreudig gewesen sei. Er habe lieber rumgegammelt, Essen bestellt und ferngesehen.❸ Nach jeder Trennung habe er sich mies gefühlt, da er es aus Faulheit nicht geschafft habe, eine Partnerin zu halten.❺ Seit zwei Jahren lebe er mit der aktuellen Partnerin zusammen. Sie habe ebenfalls psychische Probleme und neige dazu, Dinge aufzuschieben. Beide liebten es, zu faulenzen und am PC zu spielen.❾ Seit er in der Umschulung seine alten Reaktionsmuster bemerke, sei er zunehmend deprimiert. Er werde nie etwas ohne Anstrengung erreichen. Sein Leben bleibe mühsam.❸ Alle kämen weiter und erreichen etwas, nur er versage.❻

Anmerkungen:

⓿ Hinweise für den Erwerb des SWP

❶ Hinweis auf Bezugspersonenverhalten, das den Erwerb des FIP(B) begünstigt

❷ Hinweis auf inkompatible Erziehungsvorstellungen
❸ Hinweis auf ein FIP(B)
❹ Hinweis auf Erwerb des SWP und des FIP(B) durch Elternmodelle
❺ Hinweis auf ein hierarchisches SWP
❻ Hinweis auf ein SWP
❼ Vermeidungsverhalten, Ursache noch unklar
❽ Aufschiebeverhalten, Ursache noch unklar (SWP oder/und FIP[B])
❾ Partnerin als verstärkendes Modell

Problem- und Verhaltensanalyse

Makroanalyse. Die familiären Bedingungen fördern das Entwickeln eines FIP(B) und eines parallelen SWP. Der Klient wächst mit einer Mutter auf, die ihn überbehütet und nahezu alles abnimmt. Er lernt dadurch nicht, selbständig für sich zu sorgen und glaubt, dass andere für seine Bedürfnisbefriedigung zuständig sind und dass er ohne negative Konsequenzen machen kann, wozu er Lust hat. Er entwickelt die Einstellung „das Leben muss leicht sein und Spaß machen". Da er dies so oft er kann auslebt, erlebt er zunehmend Konflikte mit seiner Umwelt und erreicht seine Ziele nicht, wodurch er ökonomische und soziale Folgen erfährt. Er vergleicht sich mit seiner Bezugsgruppe und beginnt, sich für seinen Zustand und Versagen abzuwerten (primäres paralleles SWP). Seitdem er beides auf sein eigenes FIP(B)-Vermeidungsverhalten zurückführt, wertet er sich dafür ab (hierarchisches SWP über FIP [B]). Seit dem Autounfall fordert er Sicherheit und Kontrolle vor dem Sterben und baut so ein zusätzliches paralleles ExP auf, für das er sich nach kurzer Zeit – nach entsprechenden Rückmeldungen aus dem sozialen Umfeld – zusätzlich abwertet (hierarchisches SWP über ExP).

Aufrechterhaltende Bedingungen und Funktionalität des FIP(B)

- **Intrapsychisch:** Kurzfristiges Maximieren von Lustgewinn und Bequemlichkeit.
- **Interpersonell:** Unterstützung durch andere, wenn er hilfsbedürftig auftritt.

Aufrechterhaltende Bedingungen und Funktionalität der hierarchischen SWP

- Das hierarchische SWP verhindert das Auseinandersetzen mit dem ursprünglichen FIP(B).
- **Intrapsychisch:** Durch den gewählten Selbstwertmaßstab weiß der Klient, was er tun kann, um wertvoll zu sein und sich wohlzufühlen. Durch die Sicht, niemals wertvoll sein zu können, muss er nichts tun und kann so weiteres Versagen vermeiden.

Aufgrund der Konsequenzen des FIP(B) wird nachfolgend und parallel zum FIP(B) sein Selbstwertkonzept („Kannst du was, bist du was! Kannst du nichts, bist du nichts!") aktiviert. Vor Leistungssituationen sorgt er sich zu versagen und deswegen an Wert zu verlieren.

Aufrechterhaltende Bedingungen und Funktionalität des parallelen SWP

- **Intrapsychisch:** Durch Bestimmen eines Wertes kann sich der Klient als wertvoll ansehen und damit Zufriedenheit oder Freude erleben, wenn er die erforderliche Leistung erbringt. Über die Angst vor Wertverlust kann er sich motivieren, Leistung zu erbringen.
- **Interindividuell:** Durch Leistungsverhalten erhält er Anerkennung und erlebt dadurch Wertzuwachs.

Parallel zu diesen beiden Problemen entwickelt der Klient nach einem Autounfall ein existentielles Problem.

Aufrechterhaltende Bedingungen und Funktionalität des parallelen ExP

- **Intrapsychisch:** Reduktion von existenzieller Angst durch Vermeidungsverhalten.

Aufrechterhaltende Bedingungen und Funktionalität der hierarchischen SWP

- Das hierarchische SWP verhindert das Auseinandersetzen mit dem ursprünglichen ExP.
- **Intrapsychisch:** Das Selbstwertkonzept gibt dem Klienten eine Orientierung, was er leisten muss, um ein wertvoller Mensch zu sein.

Mikroanalyse (1): Ein typisches Beispiel für das FIP(B)

S: Es ist Samstag 11 Uhr. Ich stehe im Wohnzimmer.

O: Keine Hinweise auf biologische Ursachen des Problems.

$\mathbf{R}^{\text{kognitiv}}$:

$K_{Perspektive}$: Überall liegen Krümel und Zeitungen. Es sieht unordentlich aus. Das stört mich, aber ich will mich nicht anstrengen müssen. Mein Leben soll leicht sein.

$K_{Schlüsse}$: Das Leben sollte einfacher sein.

$K_{Bewerten}$: Nervig.

$K_{Strategie}$: Vermeide alles Anstrengende!

$R_{emotional}$: Unzufriedenheit (Ärger 2/10)

$R_{physiologisch}$: leichte innere Anspannung und Unruhe

$R_{motorisch}$: Ich setze mich an den PC und spiele.

K: kontinuierlich

$C_{kurzfristig}$: Reduktion von Unzufriedenheit und damit Anspannungsreduktion (negative Verstärkung) und Lustgewinn (positive Verstärkung).

$C_{langfristig}$: Aufrechterhalten und sukzessives Verstärken von Unzufriedenheit sowie Niedergeschlagenheit, da der Klient sich durch die Konsequenzen seines Kurzfristhedonismus in eine Lebenssituation bringt, die im Vergleich zu anderen ungünstig ist. Da er sich mit anderen vergleicht und seinen Wert davon abhängig macht, leidet er nun auch unter einem hierarchischen SWP.

Mikroanalyse (2): Ein typisches Beispiel für das hierarchische SWP

S: Ich sitze im Wohnzimmer. Es ist 17 Uhr.

O: Keine Hinweise auf biologische Ursachen des Problems.

$R_{kognitiv}$:

$K_{Perspektive}$: Wer faul ist, ist ein Versager und nichts wert.

$K_{Schlüsse}$: Ich werde ich es nie schaffen, mich zu überwinden, aufzuräumen und erfolgreich zu sein und damit werde ich nie wertvoll sein.

$K_{Bewerten}$: Es ist hoffnungslos!

$K_{Strategie}$: Gib auf, wenn etwas mühsam ist!

$R_{emotional}$: Niedergeschlagenheit (Stärke 6/10)

$R_{physiologisch}$: Antriebsminderung, Schlappheit

$R_{motorisch}$: Ich bleibe sitzen.

K: kontinuierlich

$C_{kurzfristig}$: Entlastung, da er nicht tätig werden muss (negative Verstärkung).

$C_{langfristig}$: Aufrechterhalten und sukzessives Verstärken von Niedergeschlagenheit, da der Klient weiterhin untätig bleibt und seinen Selbstwert von Leistung abhängig macht.

Mikroanalyse (3): Ein typisches Beispiel für das parallele SWP

S: Ich sitze im Unterricht.

O: Keine Hinweise auf biologische Ursachen des Problems.

$R_{kognitiv}$:

$K_{Perspektive}$: Nur wer was kann, ist was wert! Wer nichts kann, ist nichts wert!

$K_{Schlüsse}$: Wenn ich jetzt was Falsches sage, bedeutet es, dass ich dumm und wertlos bin.

$K_{Bewerten}$: Das wäre schrecklich.

$K_{Strategie}$: Vermeide Situationen, in denen du an Wert verlieren könntest!

$R_{emotional}$: Angst (Stärke 4/10)

$R_{physiologisch}$: innere Anspannung und Unruhe

$R_{motorisch}$: Ich schweige.

K: kontinuierlich

$C_{kurzfristig}$: Angstreduktion (negative Verstärkung)

$C_{langfristig}$: Aufrechterhalten und sukzessives Verstärken der Symptome, da der Klient weiterhin seinen Selbstwert von Leistung abhängig macht.

Mikroanalyse (4): Ein typisches Beispiel für das ExP

S: Ich stehe vor dem Auto.

O: Keine Hinweise auf biologische Ursachen des Problems.

$R_{kognitiv}$:

$K_{Perspektive}$: Bei Autounfällen kann man sterben. Ich will noch nicht sterben! Ich habe noch gar nicht richtig gelebt!

$K_{Schlüsse}$: Wenn ich jetzt Auto fahre, könnte ich einen Unfall haben und sterben!

$K_{Bewerten}$: Das wäre schrecklich!

$K_{Strategie}$: Begib dich nicht in Gefahr, suche Sicherheit!

$R_{emotional}$: Angst (Stärke 6/10)

$R_{physiologisch}$: innere Anspannung und Unruhe, Herzklopfen, Magendruck

$R_{motorisch}$: Ich gehe zum Bus.

K: kontinuierlich

$C_{kurzfristig}$: Angstreduktion (negative Verstärkung)

$C_{langfristig}$: Aufrechterhalten und sukzessives Verstärken der Symptome durch dysfunktionale Bewältigungsstrategien (Vermeidung und Flucht) und dem Fordern nach Sicherheit

Mikroanalyse (5): Ein typisches Beispiel für das hierarchische SWP

S: Meine Partnerin und ich stehen vor der Tür. Sie sagt: „Na du Angsthase“ und lacht dabei.

O: Kein Hinweis auf biologische Ursachen des Problems.

$R_{kognitiv}$:

$K_{Perspektive}$: Wer Angst hat, ist nicht souverän und damit ein Versager. Versager sind nichts wert.

$K_{Schlüsse}$: Ich kann nicht souverän reagieren, damit habe ich versagt und bin weniger wert.

$K_{Bewerten}$: Wie peinlich!

$K_{Strategie}$: Mache dich klein und hilflos, wenn du etwas nicht kannst!

$R_{emotional}$: Scham (Stärke 6/10)

$R_{physiologisch}$: Innere Unruhe, Anspannung, Wärmeerleben

$R_{motorisch}$: Ich antworte: „Da hast du leider recht."

K: kontinuierlich

$C_{kurzfristig}$: Vermeiden von weiterer Ablehnung und damit Reduktion von Scham (negative Verstärkung).

$C_{langfristig}$: Aufrechterhalten und sukzessives Verstärken von Scham, da der Klient weiterhin untätig bleibt und sich weiterhin für sein ExP-Verhalten abwertet.

5. Diagnose

- Frustrationsintoleranzproblem vom Prokrastinations-Typus mit F33.1 ICD-10 (rezidivierende Depression, ggw. mittelgradige Episode) mit hierarchischem Selbstwertproblem (symptomatisch: F33.1 ICD-10)
- Selbstwertproblem mit F33.1 ICD-10 und F40.2 ICD-10 (Versagensangst)
- Existentielles Problem mit F40.2 ICD-10 (Todesangst beim Autofahren) mit hierarchischem Selbstwertproblem (symptomatisch: F33.1 ICD-10)

6. Behandlungsplan und Prognose

Mit dem Klienten vereinbarte Therapieziele:

1. Abbau des FIP(B) und
2. Klären der lang- und kurzfristigen Lebensziele, Zielpläne erstellen
3. Abbau des SWP auf der zweiten Ebene vom FIP(B) und vom ExP
4. Abbau des primären SWP und damit der Versagensangst sowie des Vermeidungsverhaltens
5. Abbau des ExP, dadurch Abbau der depressiven sowie der Angstsymptomatik

Behandlungsplan. Zunächst muss die Frustrationstoleranz des Klienten erhöht werden, da er die typischen FIP(B)-Konzepte derart verinnerlicht hat, dass er die Therapie höchstwahrscheinlich abbräche, sobald sie für ihn mühsam und lästig wird. Gegen die Regel, zuerst hierarchische Probleme zu lösen, um den Zugang zu den darunterliegenden zu vereinfachen, wird in diesem Fall daher mit dem FIP(B) begonnen. Danach erfolgt die Therapie des hierarchischen SWP vom FIP(B) und vom ExP. (Da es sich um dieselbe hierarchische Problematik handelt, können beide zusammen bearbeitet werden.) Anschließend folgt das parallele SWP, das sich auf den Leistungsaspekt bezieht. Die Therapie des ExP schließt sich daran an. Der Behandlungsplan gestaltet sich wie folgt:

Das FIP(B) bearbeiten:

1) Vorbereitend für das anschließende Bearbeiten des FIP(B): Lebenszielanalyse und -planung, Aufbau neuer, adäquater Ziele, Aktivitätenplan, den aktuellen Aktivitätenstatus durch Wochenpläne erheben und klären, was der Klient leisten und schrittweise umsetzen will.
2) Einführen in das kognitive Modell der Emotionsentstehung und -steuerung
3) Erarbeiten der Ursachen und der Konsequenzen von Frustrationsintoleranz
4) Herausarbeiten der eigenen Intoleranzen anhand des SKR-Modells
5) Prüfen des FIP(B)-Konzepts (hier: „Das Leben soll leicht sein. Ich will mich nicht anstrengen müssen.“) sowie der emotionalen Reaktionen auf Angemessenheit mittels Disputtechniken
6) Aufbau von Akzeptanz hinsichtlich notwendiger Kosten für die verfolgten Ziele
7) Training des neuen Konzepts durch Übungen
   - auf theoretischer Ebene (SAE-Modelle erstellen und reflektieren lassen)
   - auf imaginativer Ebene (Drehbücher für Problemsituationen erstellen lassen und Vorstellungsübungen dazu durchführen) und
   - durch In-vivo-Üben zu bisher vermiedenen Aktivitäten mit sukzessiv steigendem subjektiven Schwierigkeitsgrad, die zuvor auf der Vorstellungsebene zielführend bewältigt wurden (hier: täglich eine Aktivität im Haushalt durchführen, pünktlich zum Unterricht erscheinen).

Das hierarchische SWP bearbeiten:

8) Herausarbeiten der hierarchischen Selbstwertkonzepte (hier: „Wer faul ist, taugt nichts!“ und „Wer in meinem Alter solche unsinnigen Ängste hat, taugt nichts!“) sowie ihrer Konsequenzen.
9) Prüfen der hierarchischen Selbstwertkonzepte auf Angemessenheit mittels Disputtechniken und explikativem Sokratischen Dialog (Thema: „Was ist das: ein wertvoller Mensch?“)
10) Aufbau eines vielschichtigen Selbstkonzepts (z. B. Selbstbild) ohne pauschales Selbstbeurteilen,

11) Training des neuen Konzepts auf den drei unter (7) beschriebenen Ebenen, hier z. B. mit Übungen, in denen der Klient vermeintliches Fehlverhalten zeigt, ohne sich dafür abzuwerten, z. B. sich in das Auto zu setzen und sich für erlebte Angst nicht abzuwerten.

Therapie des parallelen SWP:

12) Herausarbeiten des primären Selbstwertkonzepts (hier: „Nur wer etwas kann ist etwas wert!“)
13) Prüfen des primären Selbstwertkonzepts auf Angemessenheit mittels Disputtechniken
14) Aufbau und Training des neuen Konzepts wie bei (10) und (11) mit Übungen, in denen der Klient seinen Leistungskriterien nicht genügt

Therapie des ExP:

15) Herausarbeiten der existentiellen Befürchtungen anhand des SKR-Modells
16) Prüfen der Befürchtungen hinsichtlich Angemessenheit mittels Disputtechniken und explikativem Sokratischen Dialog (Thema: „Was ist das: Sicherheit?“)
17) Reattribution der Bedeutung von physiologischer Erregung (erwünschte Anpassungsleistung des Organismus statt Gefahrensignal)
18) Aufbau von Akzeptanz hinsichtlich Unsicherheit, Kontrollunfähigkeit und unausweichlichen Alltagsgefahren mittels Disputtechniken
19) Training des neuen Konzepts wie unter (7) mit Übungen, durch die das alte ExP-Konzept getriggert wird (hier: schrittweise Auto fahren üben).

Prognose. Die Prognose ist aufgrund der ausgeprägten Frustrationsintoleranz ungünstig. Wegen des hohen Leidensdrucks und der bisherigen Mitarbeit des Klienten wird zunächst eine Kurzzeittherapie zum Steigern der Frustrationstoleranz beantragt. Verläuft diese erfolgreich, wird aufgrund der multiplen Störung, des langen Krankheitsverlaufs und der gut gebahnten dysfunktionalen Konzepte ein Umstellen auf Langzeittherapie notwendig sein.

Literatur

American Psychiatric Association; Falkai, P. & Wittchen, H.-U. (Hrsg.). (2018). *Diagnostisches und Statistisches Manual Psychischer Störungen DSM-5: Deutsche Ausgabe* (2., korrigierte Aufl.). Göttingen: Hogrefe.

Beck, A. T. (1976). *Wahrnehmung der Wirklichkeit und Neurose. Kognitive Psychotherapie emotionaler Störungen.* München: Pfeiffer.

Beck, A. T. & Emery, G. (1981). *Kognitive Verhaltenstherapie bei Angst und Phobien – Eine Anleitung für Therapeuten.* Tübingen: dgvt-Verlag.

Beck, A. T., Rush, A. J., Shaw, B. F. & Emery, G. (2017). *Kognitive Therapie der Depression: Mit Online-Material* (5. Aufl.). Weinheim: Beltz.

DIMDI – Deutsches Institut für Medizinische Dokumentation und Information (Hrsg.). (2004). *ICD-10-GM 2004. Systematisches Verzeichnis.* Köln: Deutscher Ärzte-Verlag.

Ellis, A. (1962). *Reason and emotion in psychotherapy.* New York: Lyle Stuart.

Ellis, A. (1977, 1993). *Die rational-emotive Therapie. Das innere Selbstgespräch bei seelischen Problemen und seine Veränderung.* München: Pfeiffer.

Ellis, A. (1994). *Reason and emotion in psychotherapy. A comprehensive method of treating human disturbances* (revised and updated). New York: Carol Publishing Group.

Ellis, A. (2003). Discomfort anxiety: A new cognitive-behavioral construct (Part I + II). *Journal of Rational-Emotive and Cognitive-Behavior Therapy, 21* (3–4), 183–192, 193–202.

Ellis, A. & Hoellen, B. (1997). *Die Rational-Emotive Verhaltenstherapie – Reflexionen und Neubestimmungen.* Stuttgart: Pfeiffer.

Hautzinger, M. (2013). *Kognitive Verhaltenstherapie bei Depressionen* (7. Aufl.). Weinheim: Beltz.

Jacob, G. & Arntz, A. (2015). *Schematherapie in der Praxis* (2. Aufl.). Weinheim: Beltz.

Kanfer, F. H. & Saslow, G. (1969). Behavioral analysis: An alternative to diagnostic classification. *Archives of General Psychiatry, 12,* 529–538.

Kanfer, F. H. & Saslow, G. (1974). Verhaltenstheoretische Diagnostik. In D. Schulte (Hrsg.), *Diagnostik in der Verhaltenstherapie* (S. 24–59). München: Urban & Schwarzenberg.

Kanfer, F. H. (1989). Basiskonzepte in der Verhaltenstherapie: Veränderungen während der letzten 30 Jahre. In I. Hand & H. U. Wittchen (Hrsg.), *Verhaltenstherapie in der Medizin.* Berlin: Springer.

Kanfer, F. H. et al. (2012). Phase 3: Verhaltensanalyse und funktionales Bedingungsmodell. In F. H. Kanfer, H. Reinecker & D. Schmelzer (Hrsg.), *Selbstmanagement-Therapie* (5. Aufl.). Berlin: Springer.

KBV – Kassenärztliche Bundesvereinigung (2020). *Formulare für die Psychotherapie* (Stand 01.07.2020). Verfügbar unter: www.kbv.de/html/27068.php

KBV – Kassenärztliche Bundesvereinigung (Hrsg.). (2008). *Verträge der Kassenärztlichen Bundesvereinigung.* Köln: Deutscher Ärzte-Verlag.

KBV – Kassenärztliche Bundesvereinigung (2022). *Welchen Stellenwert hat die Mikroanalyse im verhaltenstherapeutischen Bericht an den Gutachter?* Berlin: KBV. Verfügbar unter: www.kbv.de/html/28551.php (Stand: 27.01.2022)

Ryle, G. (2015). *Der Begriff des Geistes.* Ditzingen: Reclam.

Schlarb, A. A. & Stavemann, H. H. (2019). *Einführung in die KVT mit Kindern und Jugendlichen* (2. Aufl.). Weinheim: Beltz.

Sowislo, J. F. & Orth, U. (2013). Does low self-esteem predict depression and anxiety? A meta-analysis of longitudal studies. *Psychological Bulletin, 139* (1), 213–240.

Stavemann, H. H. (2012). Problemorientierte Kognitive Psychodiagnostik: Diagnose – Problemanalyse – Behandlungsplanung. In H. H. Stavemann (Hrsg.), *KVT update. Neue Entwicklungen und Behandlungsansätze in der Kognitiven Verhaltenstherapie.* Weinheim: Beltz.

Stavemann, H. H. (2015). *Sokratische Gesprächsführung in Therapie und Beratung* (3. Aufl.). Weinheim etc.: Beltz.

Stavemann, H. H. (2017). *Lebensziele in Therapie und Beratung: Sinn- und Wertefragen klären, Handlungsziele bestimmen* (2. Aufl.). Weinheim: Beltz.

Stavemann, H. H. (2018a). *Weitblicker und Zielverfolger. Eigene Lebensziele bestimmen und erfolgreich umsetzen.* Weinheim: Beltz.

Stavemann, H. H. (2018b). *Im Gefühlsdschungel. Emotionale Krisen verstehen und bewältigen* (3. Aufl.). Weinheim: Beltz.

Stavemann, H. H. (2020). *… und ständig tickt die Selbstwertbombe. Selbstwertprobleme erkennen und lösen* (2. Aufl.). Weinheim: Beltz.

Stavemann, H. H. (2021). *Frustkiller & Schweinehundbesieger. Geringe Frustrationstoleranz und Aufschieberitis loswerden* (2. Aufl.). Weinheim: Beltz.

Stavemann, H. H. (2022). *Unerschrocken weiterleben. Todesangst und existenzielle Probleme erkennen und bewältigen.* Weinheim: Beltz.

Stavemann, H. H. (2023/im Druck). *Integrative KVT.* Weinheim: Beltz.

Stavemann, H. H. & Hülsner, Y. (2016). *Integrative KVT bei Frustrationsintoleranz: Ärgerstörungen und Prokrastination.* Weinheim: Beltz.

Stavemann, H. H. & Hülsner, Y. (2019). *Integrative KVT bei Existenziellen Problemen. Umgang mit der eigenen Endlichkeit und Todesangst.* Weinheim: Beltz.

Stavemann, H. H., Scholz, A. & Scholz, K. (2020). *Integrative KVT bei Selbstwertproblemen.* Weinheim: Beltz.

Stavemann, H. H. & Stavemann, V. (2013). Kognitive Diagnostik im Coaching. In H. Möller & S. Kotte (Hrsg.), *Diagnostik im Coaching.* Heidelberg: Springer.

Wells, A. (2011). *Metakognitive Therapie bei Angststörungen und Depression.* Weinheim: Beltz.

Young, J. E. (2012). *Kognitive Therapie für Persönlichkeitsstörungen: Ein schemafokussierter Ansatz.* Tübingen: dgvt-Verlag.

Zu den Autor*innen

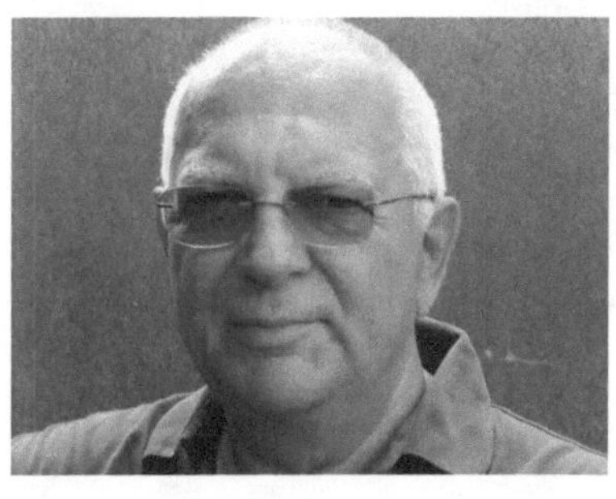

Dr. Harlich H. Stavemann, Dr. rer. soc., Dipl.-Psych., Dipl.-Kfm., Ausbildung in VT, GT, KVT, RET; Psychotherapeut seit 1979, Approbation für Kinder, Jugendliche und Erwachsene in Einzel- und Gruppenbehandlung. Kognitiver Therapeut, Kognitiver Verhaltenstherapeut, Associate Fellow of the Institute for Rational Therapy, seit 1984 Fortbildungsleiter, Lehrtherapeut und Supervisor für VT/KVT und für die Approbation in VT in diversen Instituten, diverse Publikationen zur KVT. Mitbegründer und Leitung des IVT seit 1986.

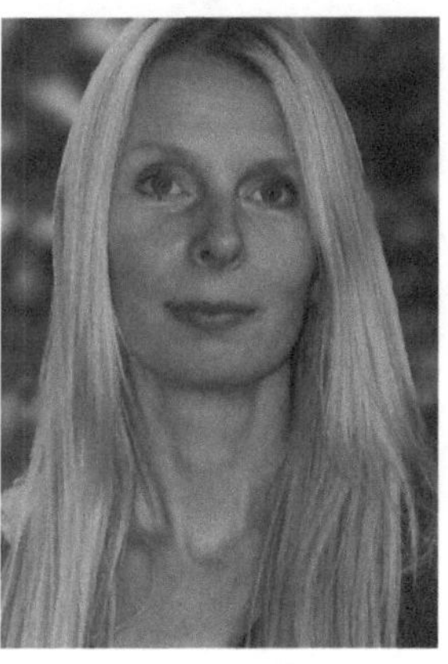

Yvonne Hülsner, Dipl.-Psych., Ausbildung in KVT, VT, KOP und TP, Stressbewältigungstrainerin, Dozentin an diversen Ausbildungsinstituten seit 2007. Niederlassung als Psychologische Psychotherapeutin seit 2008.